刊頭附錄

一看就懂！樂齡族黃金飲食守則

一看就懂！

這樣的人會長壽

不長期用藥。即使需要吃藥，
也要經常和醫師討論，
以不用藥為最終目標。

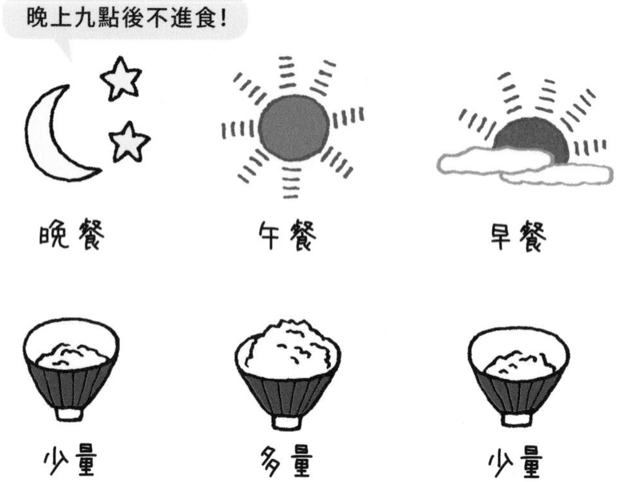

只有**午餐**吃得較豐盛。
只在白天吃點心。

但是！ 不會吃得「非常飽」。

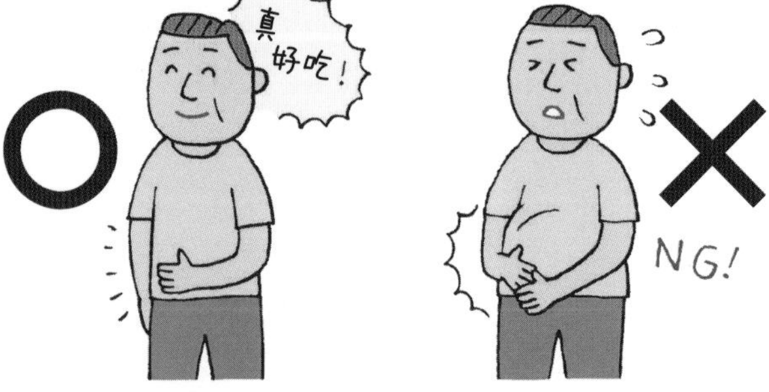

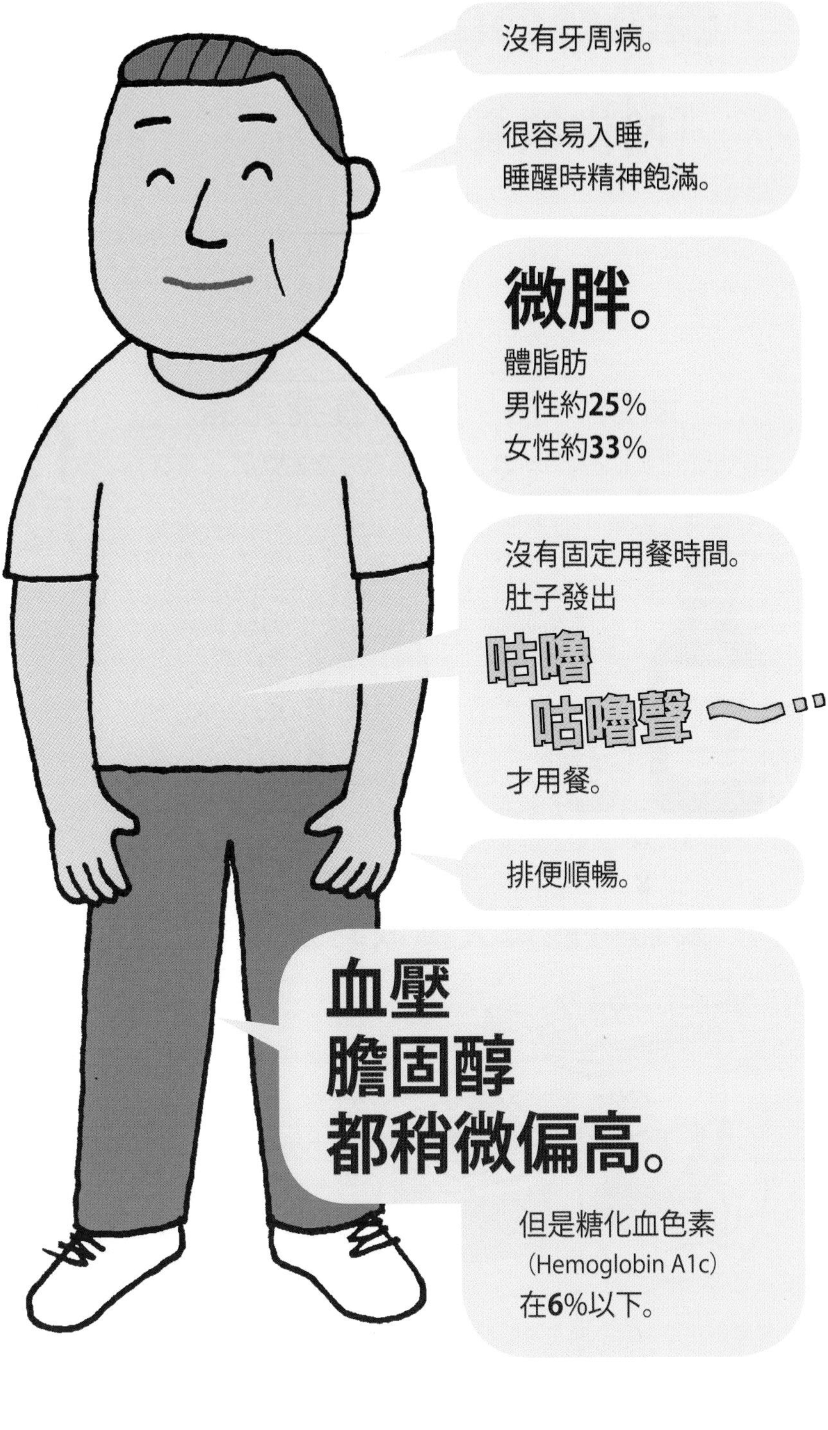
沒有牙周病。
很容易入睡，睡醒時精神飽滿。
微胖。
體脂肪
男性約25%
女性約33%
沒有固定用餐時間。
肚子發出
咕嚕
咕嚕聲～…
才用餐。
排便順暢。
血壓
膽固醇
都稍微偏高。
但是糖化血色素
（Hemoglobin A1c）
在6%以下。

哈佛大學教我們的
對身體有益的飲食方式
「哈佛飲食金字塔」

左頁的金字塔，是我根據哈佛大學醫學系公共衛生學教室所發表的理想飲食生活標準，融合日本飲食習慣設計而成。建議大家，愈是上方的食物，攝取的頻率和分量就要愈少，愈是往下，不管是頻率和分量都要逐漸增加。

一看就懂！

要吃什麼、吃多少，才會長壽？

酒類

酒精一天不超過20g最為適宜（瓶裝啤酒一瓶、日本酒180cc）。過度飲酒會增加罹患心臟及腦血管疾病的風險。

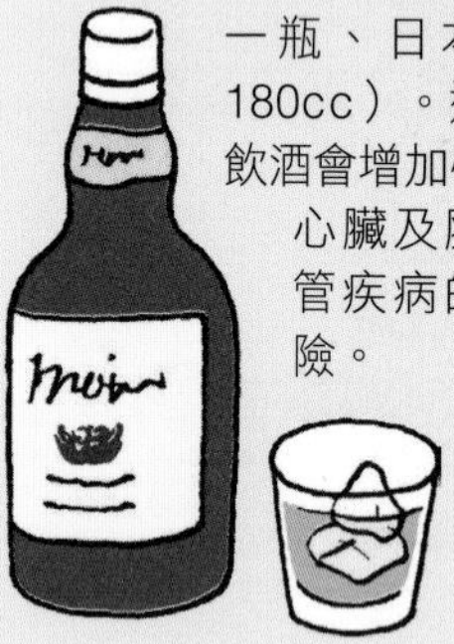

營養補充品

若不喜歡吃**青背魚**[1]，或是蔬菜攝取量不足，可以攝取維生素D、綜合維生素，或DHA/EPA的營養補充品。

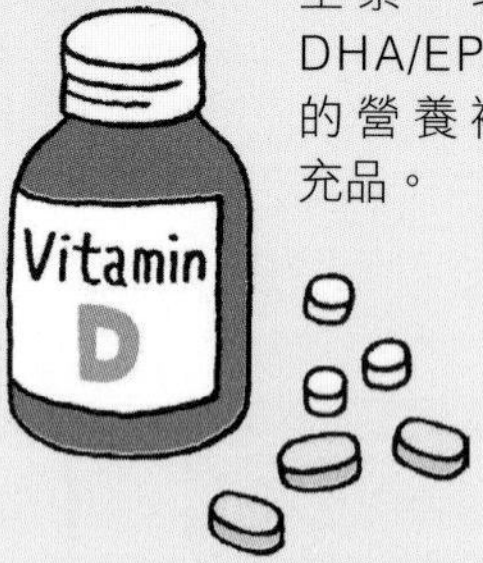

要盡可能每天攝取的食物

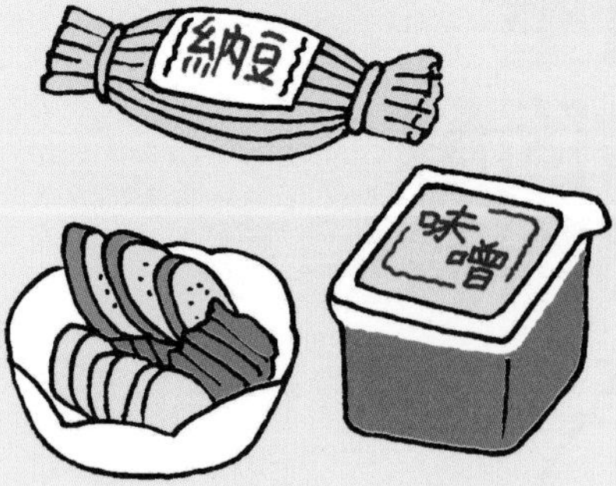

養成每天攝取均衡飲食、進行體重管理與少量運動的習慣。此外，也要盡可能每天攝取納豆、味噌、醬菜等發酵食品，至少一天要吃一次。

1. 青背魚就是來自冰凍水域的鮭魚、沙丁魚、鮪魚、鰹魚、秋刀魚、竹筴魚、鰤魚等等。

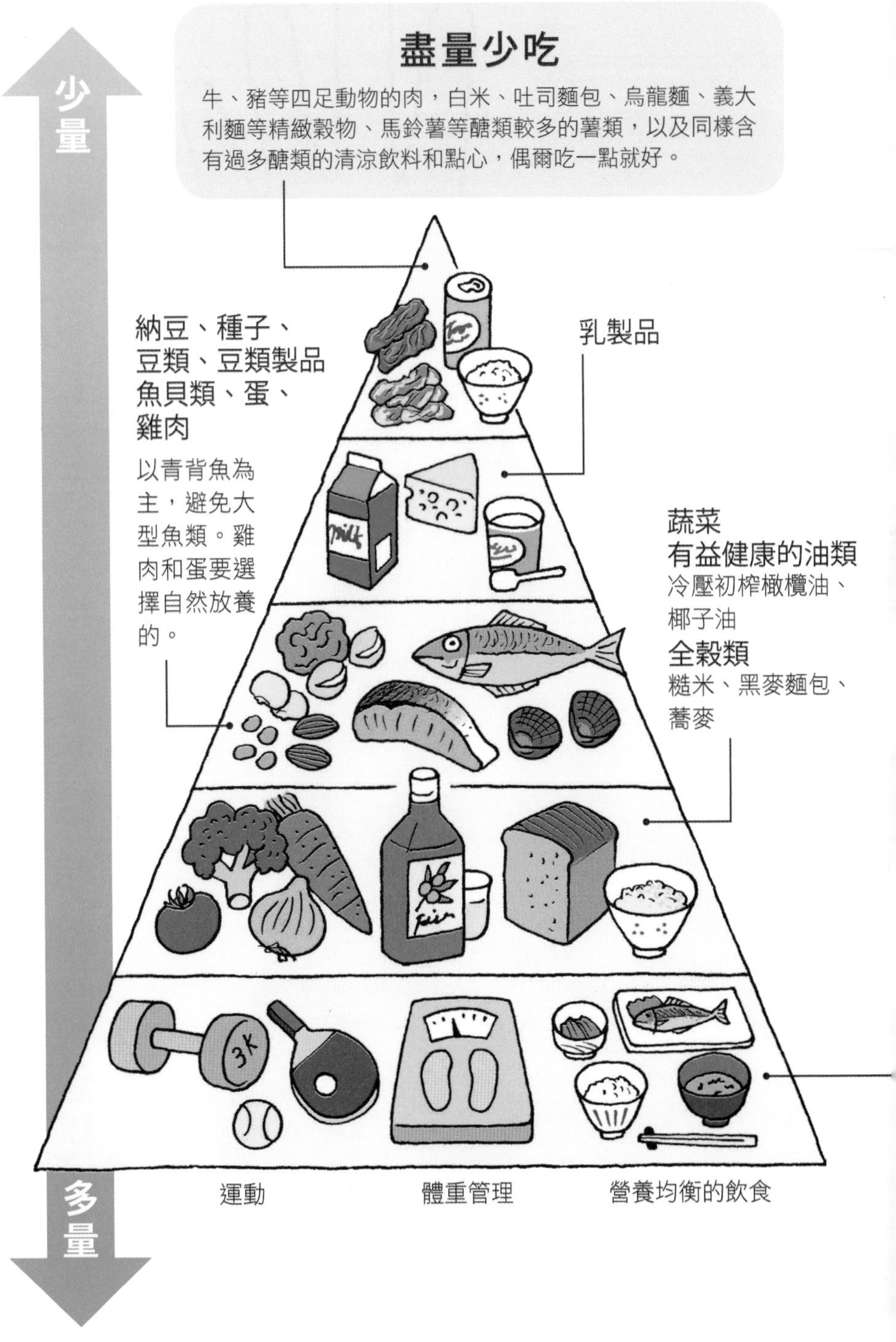
少量
盡量少吃
牛、豬等四足動物的肉，白米、吐司麵包、烏龍麵、義大利麵等精緻穀物、馬鈴薯等醣類較多的薯類，以及同樣含有過多醣類的清涼飲料和點心，偶爾吃一點就好。
納豆、種子、豆類、豆類製品魚貝類、蛋、雞肉
以青背魚為主，避免大型魚類。雞肉和蛋要選擇自然放養的。
乳製品
蔬菜
有益健康的油類
冷壓初榨橄欖油、椰子油
全穀類
糙米、黑麥麵包、蕎麥
運動
體重管理
營養均衡的飲食
多量

一看就懂！

可以長壽的「分量」大概是這麼多

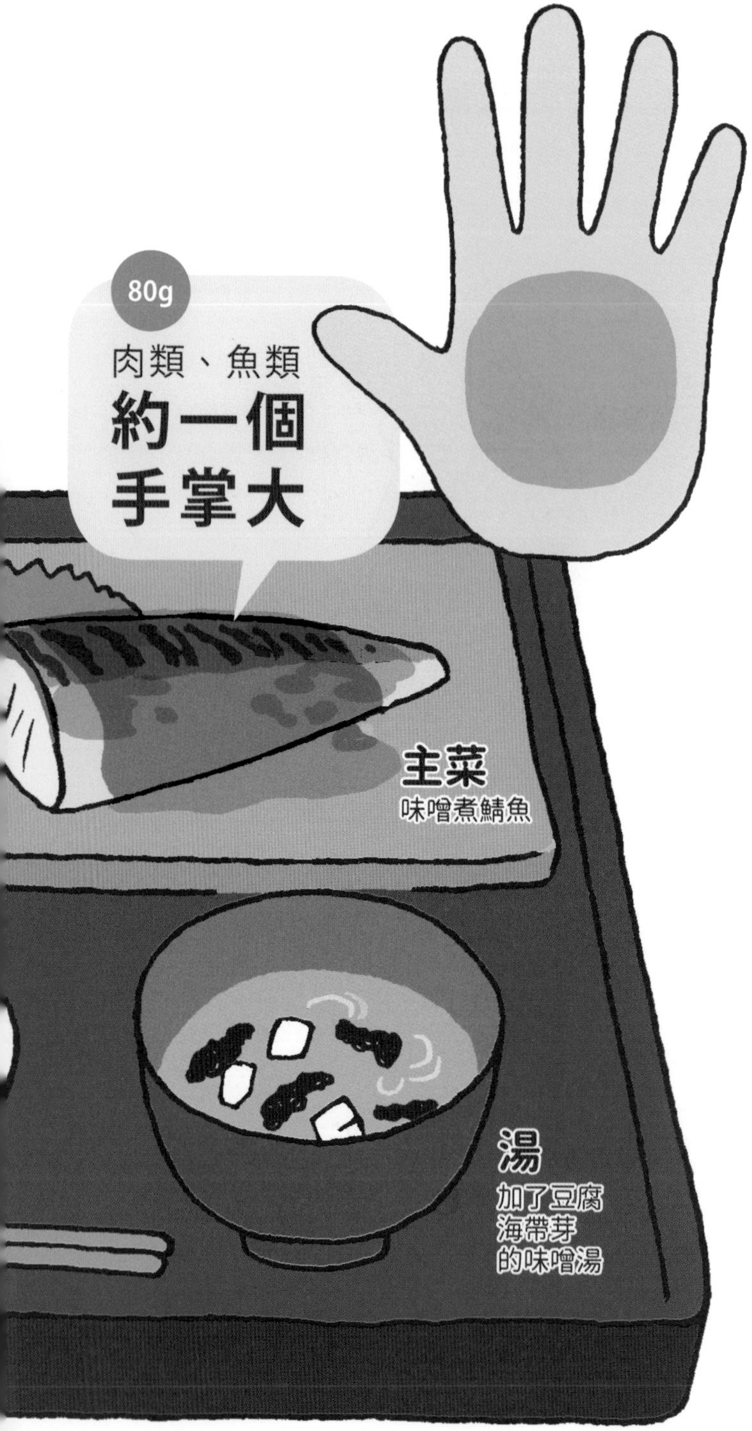
80g
肉類、魚類
約一個手掌大
主菜
味噌煮鯖魚
湯
加了豆腐海帶芽的味噌湯

三菜一湯的基本型

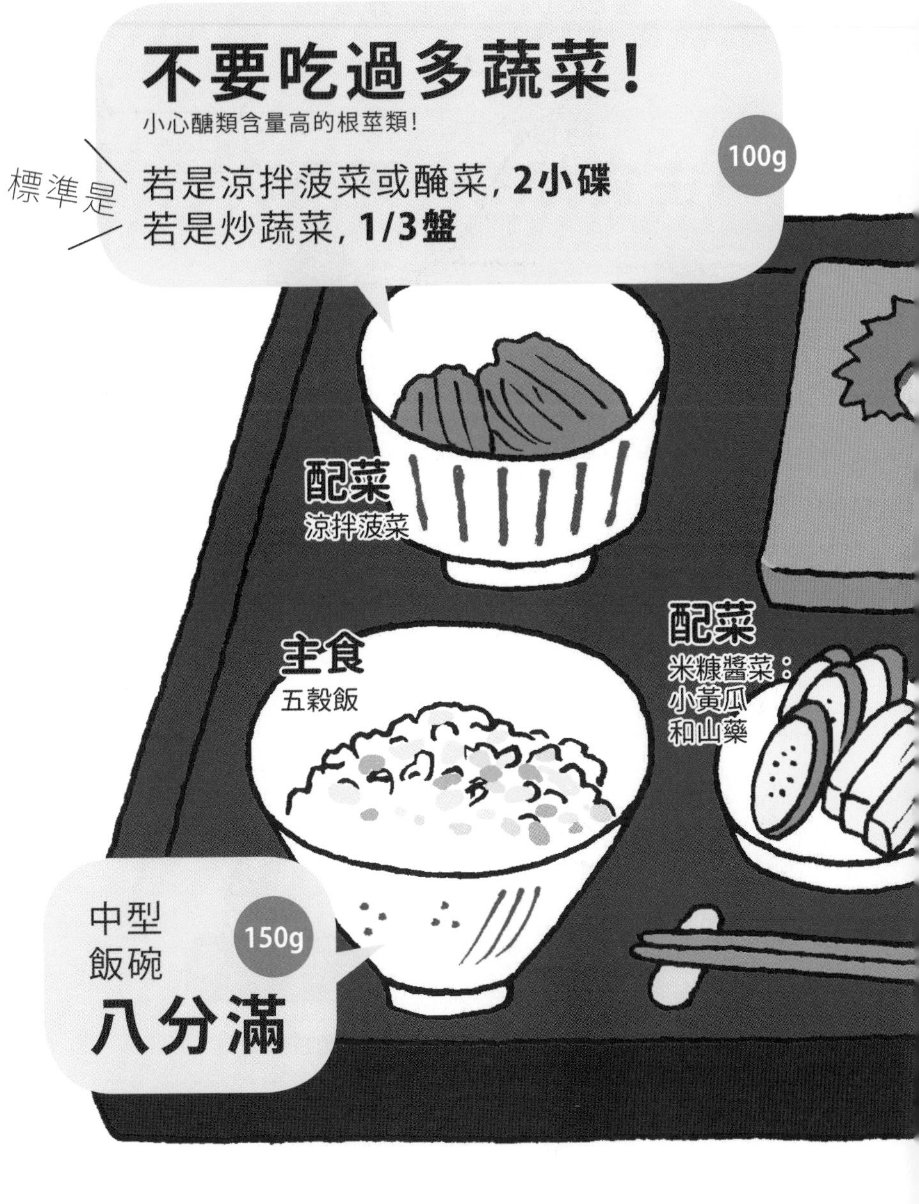
不要吃過多蔬菜!
小心醣類含量高的根莖類!
100g
標準是
若是涼拌菠菜或醃菜，2小碟
若是炒蔬菜，1/3盤
配菜
涼拌菠菜
配菜
米糠醬菜：
小黃瓜
和山藥
主食
五穀飯
中型
飯碗
150g
八分滿

一看就懂！

這些食物中所含的醣量相當於幾顆方糖？

可以長壽的每日醣分攝取量是

150g ＝ 1顆 醣類3g × 50顆

最多50顆方糖的分量

▼

簡單計算……

將主食分為一天兩次

飯一碗（150g）的醣類 ＝ 約50g ＝ 16.6顆

早餐 50g ＋ 午餐 50g ＋ 晚餐 ✕

＋

蔬菜和魚、肉的醣類 約50g

＝

醣類 約150g

主食的醣量

切勿攝取過多！

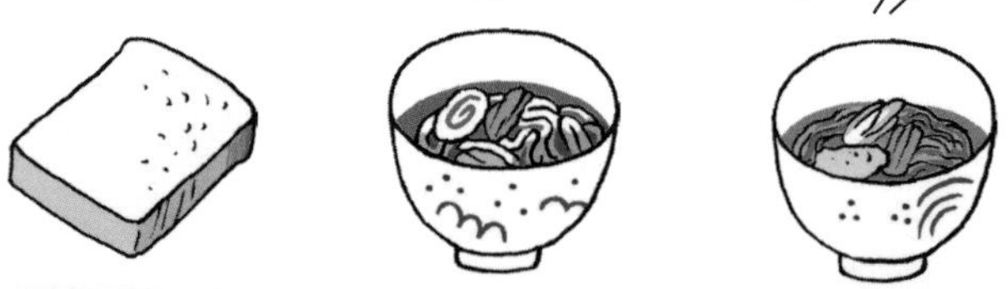

吐司（一片50g）	烏龍麵（一份200g）	蕎麥麵（一份180g）
醣類22g	醣類41g	醣類43g
＝ 7.3顆分	＝ 13.6顆分	＝ 14.3顆分

※「七訂 日本食品標準成分表」中，將各種食物一餐的分量換算成公克，計算其中醣類的含量（碳水化合物─膳食纖維）。若醣量多於1g，則小數點以下省略。

肉、魚的醣量

幾乎不含醣！

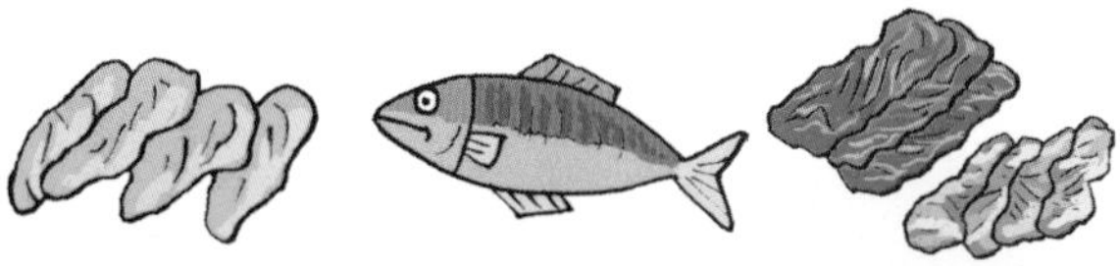

雞肉	青背魚（竹筴魚、沙丁魚）（一條）	牛肉、豬肉（一份30g）
醣類0g	醣類0～0.3g	醣類0.1～0.8g

葉菜類可以安心吃！

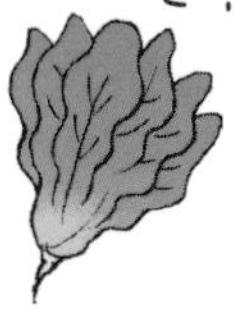

菠菜
（1/2把）

醣類0.3g

蔬菜、水果的醣量

避免攝取過多薯類、根莖類！

果然很多！

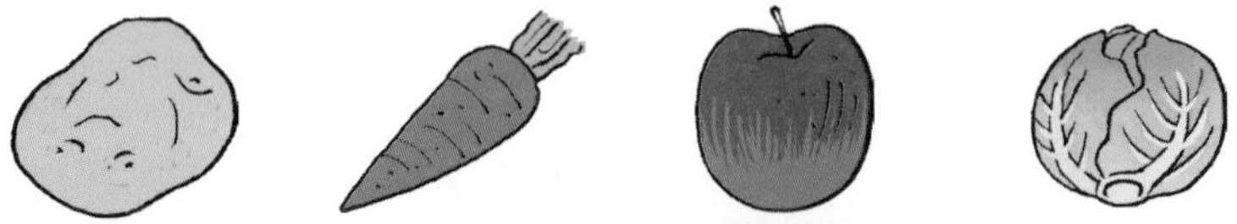

馬鈴薯（一顆90g）	胡蘿蔔（一根90g）	蘋果（一顆200g）	高麗菜（1/8個100g）
醣類14g	醣類6g	醣類26g	醣類3g
= 4.6顆分	= 2顆分	= 8.6顆分	= 1顆分

飲料、點心的醣量

要特別留意不甜的點心！

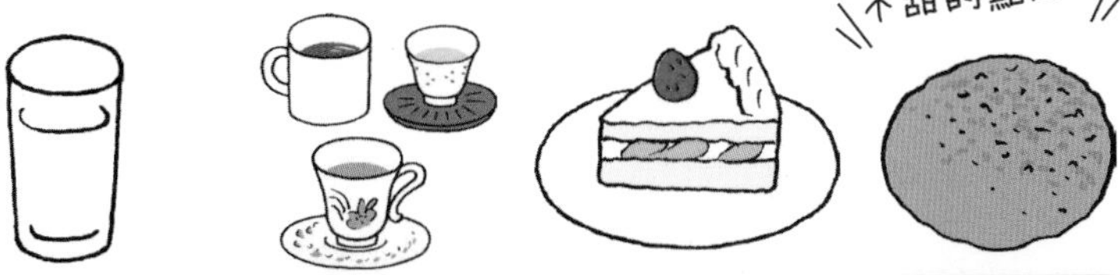

牛奶（一杯200ml）	綠茶、咖啡、紅茶（一杯100ml）	奶油蛋糕（一個100g）	仙貝（一片10g）
醣類10g	醣類0～0.2g	醣類46g	醣類8g
= 3.3顆分	安心！	= 15顆分	= 2.6顆分

一看就懂！

吃了有益身體的油、應該避免的油

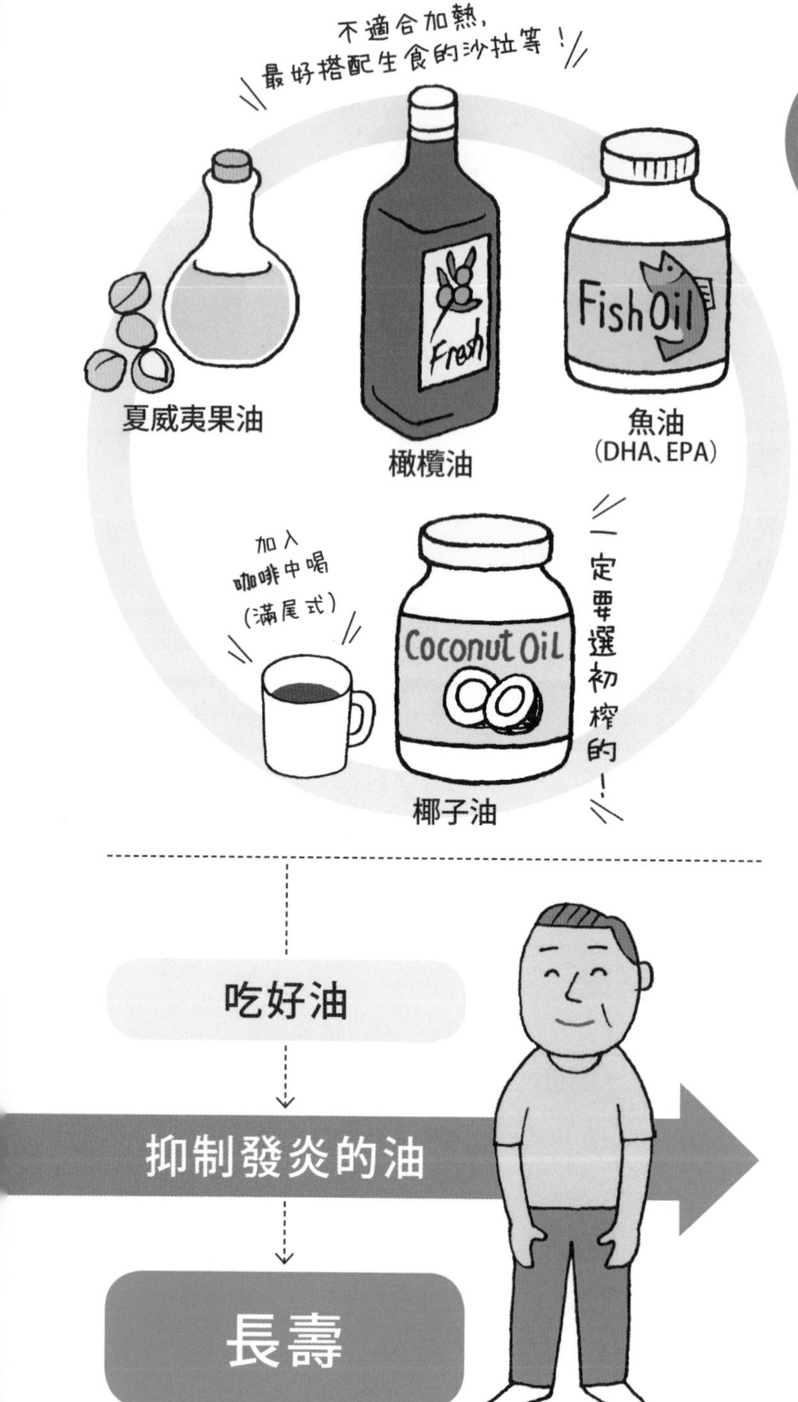

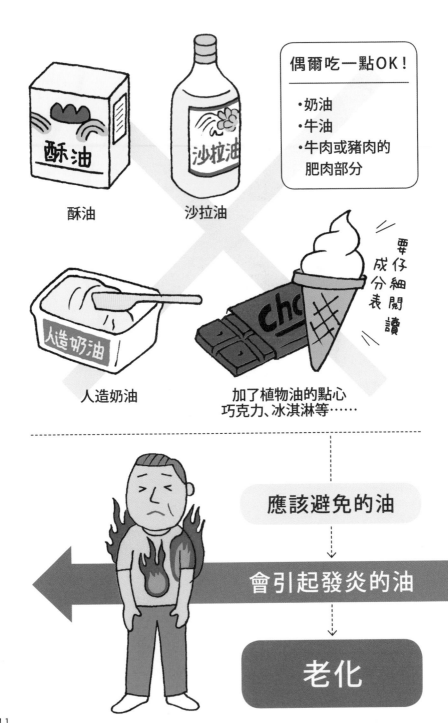

偶爾吃一點OK！
•奶油
•牛油
•牛肉或豬肉的肥肉部分
酥油
酥油
沙拉油
沙拉油
要仔細閱讀成分表
Cho
人造奶油
人造奶油
加了植物油的點心
巧克力、冰淇淋等……
應該避免的油
會引起發炎的油
老化

一看就懂！

有益大腦的食物

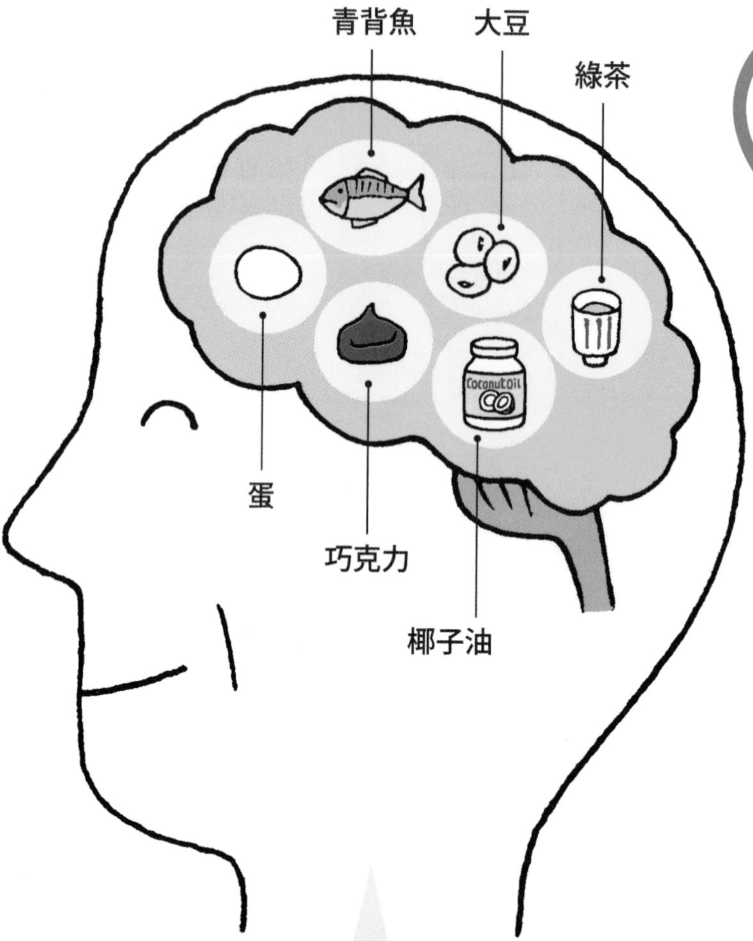

青背魚中所含的脂肪DHA，
有讓腦神經傳達更加順暢的功能。
椰子油可以轉化成幫助腦神經細胞運作的能量，
也能改善阿茲海默症。
蛋和大豆中含有的「卵磷脂」可以提升記憶力。
蛋含有大量可預防大腦萎縮的維生素B群。
綠茶可降低罹患失智症的機率，也有放鬆精神的效果。
巧克力可幫助腦神經細胞的增生。

這些對大腦也很重要

血壓

事實上，血壓「偏高」才能長壽。為了將足夠的血液送到大腦，血壓需要到年齡＋90的標準。

膽固醇

一直被視為對身體有害的膽固醇，其實是腦細胞的重要原料之一。膽固醇值稍微高一點也沒關係。

睡眠

積存在大腦中的老廢物質會在睡眠時被排泄出去。睡眠是大腦的清潔時間。

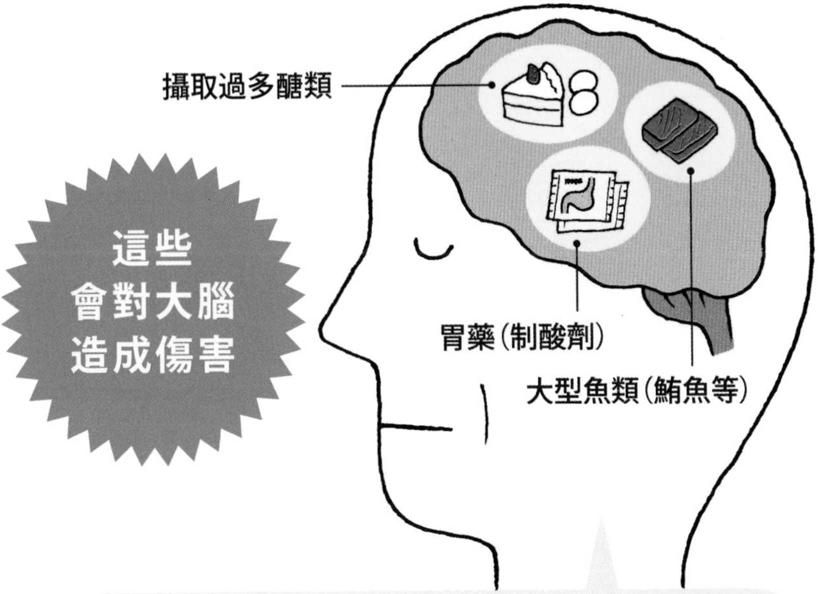

分解醣類需要維生素B群這種對大腦運作來說很重要的營養素。
若攝取過多甜食、維生素B消耗太多，
就會造成維生素B的缺乏，進而導致大腦萎縮。
鮪魚等大型魚類身上，則可能累積了會破壞腦細胞如汞等的有毒金屬，不宜攝取過多。
此外，長期服用過多抑制胃酸分泌的組織胺阻斷劑（H2 Blocker）之類的制酸劑，可能導致認知功能下降。針對胃食道逆流所開立的處方有時會含有這種物質，必須仔細確認。

有益血管、血液的食物

一看就懂！

心肌梗塞　腦梗塞

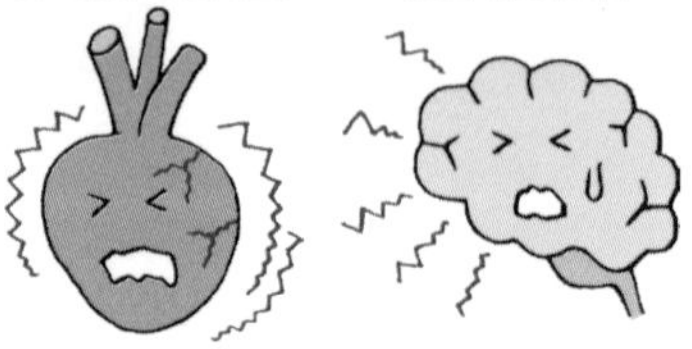

的預防！

預防血管劣化

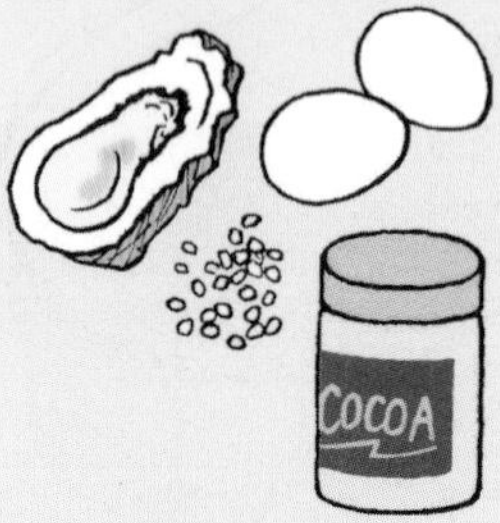

牡蠣、蛋、椰子、芝麻

鋅

對血管有害

胰島素

是降低血糖值的荷爾蒙。如分泌過多，會造成血管氧化、受損。又稱「最強的促老化荷爾蒙」！

有毒金屬

汞、鉛、砷、鎘等有毒金屬，即使體內只有少量囤積，也會加速氧化、傷害血管。

改善血液品質 & 抑制血管發炎

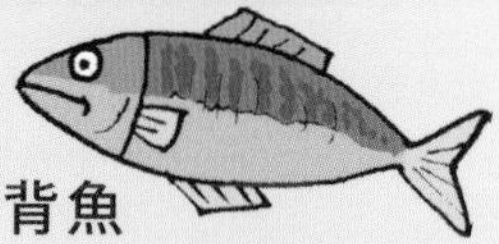

青背魚

EPA
DHA
（魚脂肪）

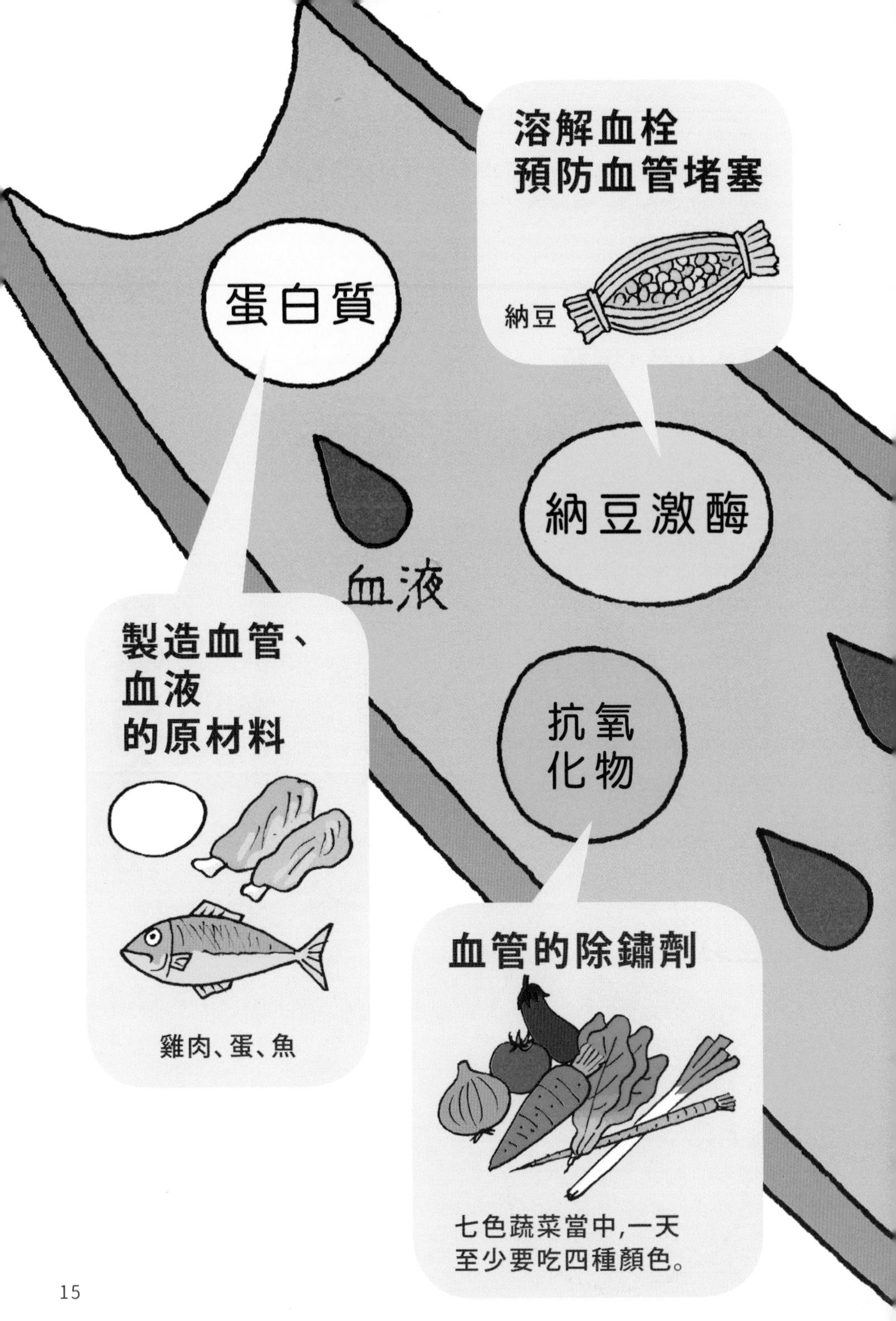
溶解血栓
預防血管堵塞
納豆
蛋白質
納豆激酶
血液
製造血管、
血液
的原材料
雞肉、蛋、魚
抗氧
化物
血管的除鏽劑
七色蔬菜當中,一天
至少要吃四種顏色。

一看就懂！

可以強化骨骼的食物

大豆

大豆中的大豆異黃酮，含有與可強化骨骼的女性荷爾蒙類似的成分。攝取豆腐、納豆、豆漿等大豆製品也OK。

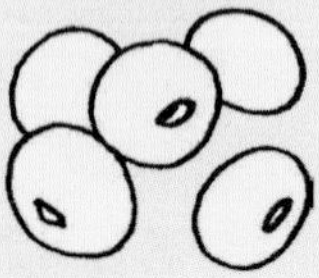

日本山芋、芋頭

山芋和芋頭是可滋養、強健身體的代表性蔬菜，含有大量回春荷爾蒙「DHEA」。DHEA可以活化讓骨骼生長的細胞，也有抑制破壞骨骼的細胞的功能。

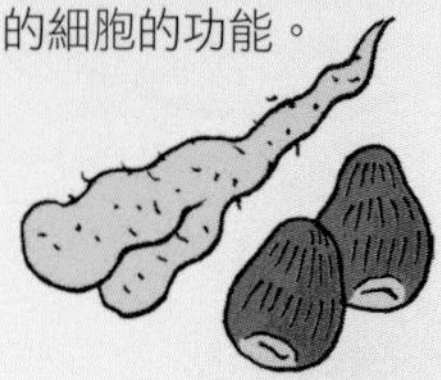

鮭魚

鮭魚、秋刀魚和鯖魚中所含的維生素D可以促進鈣質吸收，幫助打造強健的骨骼。

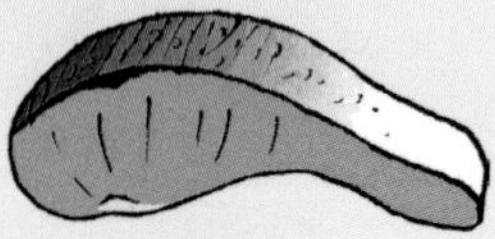

納豆

納豆菌所製造的「維生素K」與骨骼的代謝密切相關，可促進新骨骼形成。也被用來製造治療骨質疏鬆症的藥物。

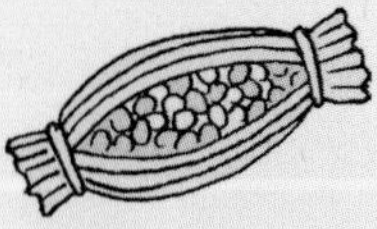

前言　改變六十歲之後的飲食，壽命就會延長

從我在日本開設抗老專科診所以來，已經過了十六年了。說到抗老，大家都會想到美容，但我的診所卻是對抗年齡增長，也就是專門針對健康長壽的專科診所。

每天，都有許多到了四、五十歲，對面臨的衰老感到極度不安的人到我的診所，告訴我：

「無法消除疲勞。」

「許多部位都出現疼痛，十分不安。」

「記性變差了……」

然而，**在步入六十歲的「老年期」之後，衰老的速度又會變得更快**。

如果在這個時候就認為：「因為上了年紀，這也沒有辦法」，實在是早了一點。

的確，任誰都無法避免因年齡增長而出現的衰老，我們必須接受這個事實，但重要的是，要開始思考：「在這個年紀，要如何照顧身體？」

事實上，**光是照顧身體的方式不同，對六十歲之後的身體狀態就會造成極大差異。**

大家身邊應該有隨時保持年輕活力、完全看不出是已到了六十歲的人吧。這些常保年輕狀態的人，和比實際年齡來得衰老的人產生差異的一大原因，就是飲食。

本書將根據**最先進的科學，特別是正確的抗老醫療知識，介紹可以常保健康長壽的正確飲食習慣。**

無可避免的，人一定會「老」。

但我們也不斷從最先進的抗老研究中，發現可以讓我們不會隨著年紀的增長而老化，依然保有健康身體的必要條件。

在這些防止老化的方法中，最關鍵的就是飲食。

下面便是改善飲食可能對健康帶來的好處：

- 控制容易因為年紀增長而增加的體重
- 預防失智症、憂鬱、糖尿病、心臟和血管疾病
- 預防骨骼和肌肉變差
- 維持外表年輕
- 維持、強化免疫力，讓我們不容易感染感冒或流感
- 維持體力，每天過著健康而富有朝氣的生活

六十歲之後，若「身體各個部位都沒什麼問題」，絕對可以讓人生變得更加

充實。

除了希望各位讀者可以實踐我即將傳授的「樂齡族黃金飲食守則」，也祝福大家都可以過著比實際年齡年輕，且遠離疾病的幸福老年生活。

追求健康長壽永遠不嫌太遲，就讓我們從今天開始吧。

目次

刊頭附錄 一看就懂！樂齡族黃金飲食守則 …… 1
前言 …… 17

第1章

六十歲之後身體會發生什麼變化

六十歲之後的生活方式對健康影響巨大 …… 28
日本人人生最後十年都很不健康!? …… 29
「為下一階段準備」的飲食對健康影響很大 …… 31
六十歲之後會出現的身體變化① 荷爾蒙減少 …… 33
因為荷爾蒙變化，骨骼突然變得很脆弱 …… 35
荷爾蒙減少後，體力也會衰退 …… 36
六十歲之後會出現的身體變化② 代謝衰退，容易發胖 …… 38
因為代謝衰退，男性也會「手腳冰冷」 …… 39
六十歲之後會出現的身體變化③ 心臟、大腦、骨骼的患病機率變高 …… 42
腦中風是臥床不起的主要原因 …… 43
「萬一罹病該怎麼辦……」讓人極度不安的失智症 …… 45
骨質疏鬆症是導致臥床不起的導火線 …… 47
六十歲之後的癌症罹患率會變高 …… 48
透過改善飲食生活預防身體不適！ …… 49

第 2 章

什麼樣的人可以健康又長壽？

將舊的「健康常識」更新為最新資訊 …… 52
膽固醇最好不要太低 …… 53
降低膽固醇的藥物，會讓身體修復變慢!? …… 56
膽固醇數值不會因為進食的食物而有所變動 …… 58
如果想常保年輕，血壓最好「稍微偏高」 …… 59
血壓的標準是「年齡＋90」 …… 61
三個標準，判斷你是否已採取樂齡族黃金飲食守則？ …… 65
飲食是否均衡到醫院檢查就知道 …… 67
從血液檢查與尿液檢查中我們可以知道哪些訊息 …… 68
醫院並不是「給藥」的地方 …… 78
針對飲食與疾病預防，和醫師進行討論 …… 80

第3章

二十個樂齡族黃金飲食守則

飲食守則① **正確飲食，不吃也沒關係** …… 82
內臟脂肪釋放出來的物質會導致疾病 …… 83
內臟脂肪會提高罹癌的危險 …… 84
想減少內臟脂肪不需要辛苦節食 …… 85
每個人都做得到的不發胖飲食法 …… 87
飲食守則② **易胖時段要簡單吃，易瘦時段要確實進食** …… 89
飲食守則③ **晚餐要在九點前結束** …… 92
飲食守則④ **不要處在會縮短性命的「滿腹」狀態** …… 94
飲食守則⑤ **膳食纖維可以防止糖分吸收，營養的東西要最先吃** …… 96
飲食守則⑥ **了解可促進長壽之「營養均衡」的真相** …… 99
用眼睛記住主食和主菜的「適當分量」 …… 101
飲食守則⑦ **吃可以維持性荷爾蒙的食物** …… 105
蒜頭和蔥都可以增加男性荷爾蒙 …… 107
回春荷爾蒙「DHEA」可以靠飲食製造 …… 109
飲食守則⑧ **從魚、雞肉、蛋攝取蛋白質** …… 112
飲食守則⑨ **溫和的限制醣類，維持會燃燒脂肪的體質** …… 115
藉由「限醣一個月」的企劃，減輕三公斤體重 …… 117
打造不老體質的「溫和限醣」計畫 …… 119
以數字法掌握每一種食物讓血糖上升的程度 …… 121
主食要選擇沒有精製過的食物 …… 123

飲食守則⑩ 向會引起「飢餓感」的點心和清涼飲料說再見 …… 125
攝取過多醣會讓人覺得有「毫無止境的空腹感」 …… 126
要注意仙貝和薯條等不甜的點心 …… 127
飲食守則⑪ 點心要搭配可抑制血糖上升的魔法飲料一起享用 …… 129
飲食守則⑫ 從感冒到癌症！從六十歲開始，要把「維生素D」當成護身符 …… 131
維生素D可以抑制癌症 …… 133
維生素D對預防感冒和流感也很有效 …… 135
隨著年齡增長，製造「維生素D」的功能也會下降 …… 136
藉由青背魚和日光浴來補充維生素D …… 138
飲食守則⑬ 有些油脂有益健康，有些則應該避免 …… 140
以植物為原料的「沙拉油」會引起體內發炎 …… 143
魚油、EPA或DHA是血液及血管良藥 …… 145
橄欖油要生食，不要加熱 …… 147
椰子油可預防糖尿病和失智症 …… 149
椰子油要選「冷壓」的 …… 152
奶油、牛油等動物性脂肪可以適度攝取 …… 154
最應該避免的油脂是反式脂肪酸！ …… 156
飲食守則⑭ 用鋅來守護細胞和基因 …… 159
讓身體停止生鏽的「抗氧化物」 …… 161
飲食守則⑮ 一天要吃四種以上顏色的蔬菜 …… 163

不同顏色的蔬菜在功能上有什麼差異？…… 168
有毒金屬會讓身體氧化加速…… 172
飲食守則⑯ **調整決定壽命、思考和性格的「腸道」**…… 174
要打造不生病的腸道，只有兩個方法…… 177
飲食守則⑰ **「超級食物」納豆，一天要吃一次以上**…… 180
飲食守則⑱ **每天都要吃一次的血液良藥──「青背魚」**…… 183
魚油可以守護心臟和大腦…… 186
魚油也可以預防糖尿病…… 189
醫院也能開EPA和DHA處方…… 190
魚的大小以一塊手掌為標準…… 191
飲食守則⑲ **維生素B和葉酸可以預防心肌梗塞**…… 193
因為同半胱胺酸數值上升而罹患心肌梗塞!?…… 195
攝取維生素B群可以降低同半胱胺酸…… 197
維生素B群是提高代謝的點火器…… 199
飲食守則⑳ **攝取可預防失智症的「健腦食物」**…… 202
導致罹患失智症的危險因子有哪些？…… 204
面對無法治療的失智症，唯一對策就是「透過生活習慣來預防」…… 207
可降低阿茲海默症罹患率的「地中海料理」…… 208

第4章

真假飲食常識

Q1「因為膽固醇高，所以要少吃蛋」是真的嗎？……214
Q2「油炸食物對身體有害」是真的嗎？……217
Q3「啤酒會讓尿酸值上升」是真的嗎？……220
Q4「一週只要讓肝臟休息一天」就可以了嗎？……223

結語……226

參考文獻……231

第1章

六十歲之後
身體會發生什麼變化

大家都說，六十歲是人生的轉捩點，
事實上，它也是身體狀態的轉捩點。
下面，我們來看看六十歲的身體會發生什麼變化，
又有哪些風險會變高。

六十歲之後的生活方式對健康影響巨大

若想在老年時期過好健康有活力的生活，為八十歲之後的「超老年期」做好準備是很重要的。

大家都說，現在是「百歲人生」的時代，但大家都不想在身體不適、長期臥床的狀況下長命百歲。

沒有人希望自己的長壽生活必須經常就醫、苟延殘喘。

不用說，可以過著全身無病無痛，且常保心情愉悅的超老年期是非常重要的一件事。

因此，六十歲之後，我們勢必得善加照顧自己的身體。

日本人人生最後十年都很不健康⁉

各位應該都聽過「健康壽命」這個詞吧。

這是WHO（世界衛生組織）在二〇〇〇年提倡的概念，指的是沒有罹患會對日常生活造成巨大影響的疾病或傷勢，不須旁人照護和援助、可以獨立生活的期間。

健康壽命的精神是，**不是只要壽命長就好，重點是必須能夠「健康地」活得很久。**

根據美國華盛頓大學研究團隊所發表的調查結果，二〇一三年日本人的健康壽命居全球之冠，男性為七十一歲，女性為七十五歲。

但另一方面，二〇一三年的日本人平均壽命，男性大約八十歲，女性約八十六歲。

由此可知，「健康壽命」和「平均壽命」的差距長達九至十年。[1]

換句話說，**有許多人的人生最後十年是不健康地走向終點**。

我們絕對不希望，在長達十年的時間裡，身體有什麼地方一直不太舒服。在聽到「日本人是全世界壽命最長的民族」這句話時，雖然心裡會感到驕傲，但實際上，這些日本人的老年期是相當辛苦的。

把這個事實謹記在心，努力縮短「健康壽命」與「平均壽命」的差距，應該是我們今後的目標。

1 根據台灣衛福部二〇一五年的統計資料，台灣人的平均餘命是八〇．二歲，但健康餘命為七十一歲，中間差距近九年。意思也就是，台灣人平均臥牀不起的時間為九年。

「為下一階段準備」的飲食對健康影響很大

幼年期、少年期、青年期、壯年期，然後是老年期。隨著年齡增加，我們會慢慢感受到身體的變化。

在不同時期，我們都必須為了可以在下一個時期元氣飽滿地生活而儲備活力。

關於這一點，大家都知道「老年期是靠著壯年期儲存的活力來度過餘生」，卻沒有意識到進入老年期之後，也必須「為下一個階段做準備」。

現在，**隨著朝向高齡化發展，許多人都即將步入「超老年期」**。

我們必須意識到老年期是「為了下一個時期儲存活力的時期」。

認為在六十歲之後「只會持續衰老」，完全不在意飲食等生活習慣的人，以及一心想著要「替超老年期儲存活力」，而仔細打理飲食生活的人，在離世前數十年這段期間的「幸福度」無疑有著極大差異。

首先，我們要理解「六十歲之後容易出現的心理與身體變化」，與其運作機制，且往後身體又會因為什麼原因，而發生什麼樣的變化。

再根據這些理解，找出不會因為身體的變化而引起不適的飲食方式。

六十歲之後會出現的身體變化① **荷爾蒙減少**

在老年期一開始會發生的，就是體內荷爾蒙分泌的變化。雖有個人差異，但隨著年齡的增長，**早一點的，大約在四十歲左右，男性荷爾蒙「睪固酮」（testosterone）或女性荷爾蒙「雌激素」（estrogen）的分泌量就會開始減少。**因為這個影響，也有不少人在五、六十歲時身體或心理就發生狀況。

特別是女性，許多人都因為更年期障礙而痛苦。更年期障礙出現在停經前後，一般來說，大約有十年的時間，都會因為身體不舒適或情緒不穩定的心理變化等，各式各樣的症狀而感到困擾。

原因就在於停經所造成的體內荷爾蒙環境變化。

除了女性荷爾蒙分泌減少，大家或許不知道，女性也會分泌男性荷爾蒙（分泌量為男性的十分之一），並從中製造女性荷爾蒙。因此，當男性荷爾蒙因為停經而減少分泌量後，女性荷爾蒙的分泌量也會跟著減少。

男性荷爾蒙也稱為「行動荷爾蒙」，與為了採取行動所需的動力、決斷力、記憶力、肌肉量和肌力等有關。

因此，**男性荷爾蒙分泌減少之後，有些人會變得很不積極、不愛外出，也不喜歡人際往來**。

除此之外，也會開始在意一些芝麻小事、容易陷入沮喪，且記憶力衰退，記不住最近發生的事。

再者，因為男性荷爾蒙也與肌肉生成有關，一旦分泌減少、肌力也會衰退，接著就會出現容易疲倦等現象。

因為荷爾蒙變化，骨骼突然變得很脆弱

大家都知道，停經後罹患骨質疏鬆症的機率會變高，男性荷爾蒙分泌量減少就是原因之一。

男性荷爾蒙能幫助骨骼的生成，女性荷爾蒙則具有防止鈣質從骨骼溶解出來的功能。**為了維持強健的骨骼，男性與女性荷爾蒙都必須能確實發揮功能。**然而，隨著年齡增長，兩種荷爾蒙分泌都會減少，骨骼也會變得脆弱。

另一方面，雖然男性的荷爾蒙分泌量減少速度比女性的慢，但因為退休等生活環境變化，男性也會出現「更年期障礙」。

荷爾蒙減少後，體力也會衰退

剛剛已經說明，男性荷爾蒙的分泌量減少後，「行動的積極性」就會衰退。再加上，進入六十歲之後，有不少人過去扮演的社會角色也跟著結束。沒有上班族時代的「地位」、自己養育的子女業已獨立，在經濟上也必須靠著過去存下的財產和年金來生活，六十歲後的生活狀態和過去有著極大的變化。

荷爾蒙分泌量減少，再加上社會角色的變化，特別容易造成「心理」上的變化。

如果出現無法消除疲勞、失眠、陷入憂鬱狀態等症狀，就有可能是面臨更年期障礙。

此外，男性荷爾蒙分泌量減少，除了是因為年齡增長，另一個很重要的原因就是壓力。

如果感受到巨大的壓力，體內就會分泌壓力荷爾蒙，這個時候，男性荷爾蒙的分泌就會被抑制。

透過這種機制我們知道，如果想讓身體好好地分泌男性荷爾蒙，就必須消除壓力。

重新檢視心理狀態、經常面帶笑容，多欣賞能夠改善心情的電影或音樂，打造可以獲得充分休息的生活模式，都可以保持年輕。

六十歲之後會出現的身體變化② **代謝衰退，容易發胖**

踏入六十歲之後，白髮會變多、髮量開始變少，皺紋會增加，肌膚也很容易變得粗糙。

此外，也會深深感受到關節疼痛、突然變胖、容易感冒等身體變化。這些身體變化的主要原因，就是「代謝衰退」。

所謂代謝，指的是透過飲食攝取的營養素，轉變為大腦和身體活動的能量，同時也改變細胞、血液、荷爾蒙等。**代謝也可說是「生命活動本身」**。

代謝會從四十歲左右開始衰退，之所以會出現常見的「中年發福」，就是因為代謝衰退的緣故。

因為代謝衰退，男性也會「手腳冰冷」

將透過飲食攝取的營養素或囤積在體內的體脂肪轉化成熱能，以進行呼吸心跳與維持體溫等生命活動，稱為「基礎代謝」，**基礎代謝所消耗的熱量，占一天總消耗熱量的六至七成**。

基礎代謝對保持年輕來說非常重要。**老化速度之所以會因人而異，就是基礎代謝的差別所致**。

如果身體因為基礎代謝衰退，難以產生熱能，血液就無法順暢流動，呼吸的力量也會衰退，所吸收的氧氣量自然也會減少。這麼一來，不管從飲食中攝取多少營養，身體都無法充分運用。而且，若難以產生熱能且血液循環惡化，身體就容易變得冰冷。

健康的人若體溫略低於攝氏三十七度，姑且還算正常，但若低於攝氏三十六度，就算是「低體溫」了。

或許大家會覺得**女性比較容易「手腳冰冷」，事實上，步入六十歲之後，手腳冰冷的男性也增加了**，原因就是老化造成的代謝衰退。

體溫變低之後，細胞功能也會下降。

細胞能夠合成可產生熱能的蛋白質。透過這個功能，可以進行細胞的更替，然而一旦因為老化而功能退化，更替的速度就會愈來愈慢。

之所以步入高齡之後就會出現斑點和皺紋，就是細胞功能衰退之故。

此外，消耗熱量的能力也會下降。

一般來說，體溫下降一度，消耗熱量的能力就會下降約一成，因此，我們可以說**低體溫是肥胖的原因**。

體溫下降之後，免疫力也會跟著下降。根據研究，之所以寒冬會罹患感冒，理由之一就是鼻腔內的溫度下降。

年紀大了之後會變得很容易感冒，其中一個原因就是基礎代謝衰退造成的體溫低，讓免疫力衰退。

換句話說，如果代謝正常，除了容易維持外表的年輕，也不容易發胖或生病，連身體內部也能保持年輕。

六十歲之後會出現的身體變化③心臟、大腦、骨骼的患病機率變高

因為荷爾蒙環境的變化和代謝衰退，過了六十歲之後，就很容易生病或受傷。

很多高齡者都會因為生病或受傷而臥床不起。臥床不起的主要原因，除了腦中風、失智症、骨折和關節疾病，還包括不得不長期躺在病床上的癌症等疾病。

每一種疾病都有其好發年齡，腦中風、失智症、癌症等疾病和骨質疏鬆症的好發年齡是四十至六十歲左右。能夠沒有重大疾病、平安走過五十歲的人，**步入六十歲後，罹患疾病或受傷的機率還是會變高**。

下面，就來看看各種不同疾病的詳細說明。

腦中風是臥床不起的主要原因

腦中風是大腦血管堵塞或斷裂所造成疾病的總稱，其中包括大家耳熟能詳的「腦梗塞」、「腦出血」、「蜘蛛膜下腔出血」等。

腦中風的可怕之處在於，一旦發作、病倒後，極有可能會留下後遺症，從此臥床不起。

根據二〇一六年日本厚生勞動省所進行的國民生活基礎調查，需要照護的主要原因中，占最大比例的是失智症，其次就是腦中風。

腦中風中，罹患比例最高的就是大腦血管堵塞的「腦梗塞」，約占六成，這在六十歲以後患病的機率會突然變高。如果尋找發生腦中風的主要原因，就是讓血管變硬、容易破裂的「動脈硬化」。動脈硬化指的是血管壁因變質而失去彈性的現象。

動脈硬化的罹患率僅次於癌症，除了腦中風，也是心肌梗塞的主要原因。

動脈硬化主要由生活習慣引起。

眾所周知，其中最主要的原因就是飲食。

我們一定要知道，步入六十歲之後，飲食的內容會影響自己的血管健康。

因為吃什麼食物，對血管堵塞或硬化有極大的影響。

「萬一罹病該怎麼辦……」讓人極度不安的失智症

隨著年齡增長，自己會不會得了失智症的不安也日益增加。因為一旦罹病，不只自己，家人的生活也會發生巨變，因此一定要小心預防。

失智症主要有「血管性失智症」與「阿茲海默型失智症」這兩種。

血管性失智症是因為腦梗塞或腦出血等動脈硬化症狀而引發的。**相較之下，男性的罹患比例較高。**

阿茲海默型失智症則是因為β型澱粉樣蛋白（amyloid β protein）在大腦囤積，形成名為「老人斑」的斑塊，進而發病。老人斑會破壞神經細胞，造成大腦萎縮，降低大腦功能。

阿茲海默型失智症的特徵是女性罹患率較高，約為男性的一・五至兩倍。

失智症的原因將於第二〇二頁詳述，它的導火線是身體內的發炎症狀、血管劣化與糖尿病。

也就是說，吃什麼對預防失智症有極大影響。

骨質疏鬆症是導致臥床不起的導火線

根據日本骨質疏鬆症學會二〇一五年發表的指引，骨質疏鬆症患者數量超過一千三百萬人，其中八成為女性。

正如同前面所說，刺激骨質形成或防止鈣質從骨骼中溶出的女性荷爾蒙，和同樣可以幫助骨骼生長的男性荷爾蒙，在女性停經後分泌量會急劇減少。

骨質疏鬆的恐怖，在於非常容易因為跌倒而造成骨折，最後導致臥床不起。

特別是位於大腿根部的髖關節，當骨頭變脆之後，只要施以輕微的外力，很容易就會骨折。發生髖關節骨折者以女性居多，大約是男性的三倍。

六十歲之後癌症罹患率會變高

高居日本人死亡原因第一位，最可能阻礙健康長壽的，就是癌症。

正如大家所知道的，**六十歲之後，在所有癌症中罹患肺癌、胃癌、大腸癌的機率最高**。

到了七十歲左右，肝癌和前列腺癌（又稱攝護腺癌）的罹患率也會增加。

以女性來說，所有癌症中罹患率最高的就是乳癌，罹患者大多集中在五十歲左右，但六十歲左右的罹患率和五十歲左右的相去不遠。

透過改善飲食生活預防身體不適！

看到這裡，我想大家已經了解，步入六十歲之後，身體就會發生各種不希望發生的變化。

但是，各位不用擔心，透過改變飲食內容就可以降低發生機率。我先大致列出幾項要點。

六十歲之後會出現的身體變化① 荷爾蒙減少

↓攝取具有類似女性荷爾蒙功能與可增加男性荷爾蒙的食物。

六十歲之後會出現的身體變化② 代謝衰退，容易發胖

↓有意識地改變進食順序，學會控制血糖，習慣不易發胖的飲食方式。同時也要攝取可以促進代謝的食物。

六十歲之後會出現的身體變化③ 心臟、血管、大腦疾病不斷出現

↓改善血管與血液的品質，攝取可預防失智症的食物。此外，也要遠離會對血管有不良影響與造成身體發炎的食物。

或許大家會問，會有這種像藥一樣的食物嗎？身體會因為吃進去的食物而改變是自然的道理，因為我們的身體就是由我們吃進去的食物打造而成的。

相反地，如果不改變所吃的食物，疾病和老化危機從六十歲開始就會朝著我們飛撲而來，無法避免。

第2章

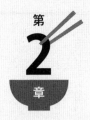

什麼樣的人可以健康又長壽？

健康又長壽的人，
具體而言擁有什麼樣的身體？
就讓我們丟棄舊有健康常識，
根據最新醫療資訊，
確立應該努力的目標。

將舊的「健康常識」更新為最新資訊

在第一章中我們提到，可以藉由重新檢視飲食生活，來面對從六十歲開始身體上會出現的各種變化。

接著，我們就來介紹改善飲食生活的具體重點。但在開始之前，希望大家能先理解一個情況。

那就是當「目標是健康長壽」時，應該把注意力放在哪些身體狀態上，又有哪些狀況是不用在意的。

在本書中，我們要先丟棄過於陳舊且已廣泛流傳，但實際上並不正確的健康常識，一起了解根據最新醫療資訊，打造什麼樣的身體才是最正確的。

膽固醇最好不要太低

我想有些人可能會認為「膽固醇太高就容易生病」。如果在健康檢查時被指出膽固醇數值有問題，應該有人就會開始思考「如何重新檢視飲食，設法控制膽固醇」，或是收到醫院開立的降膽固醇處方。

但大家知道嗎？關於膽固醇的數值，你認為是「常識」的資訊是錯誤的。

首先，膽固醇是維持健康的重要營養素。膽固醇可以製造細胞膜，是荷爾蒙和維生素D的原料。此外，也是製造腦神經細胞不可或缺的成分。

如果膽固醇低太多，從維持健康的角度來說是非常危險的。

關心膽固醇數值的人應該聽過「ＬＤＬ」或「ＨＤＬ」這些字眼吧。一般來說，ＬＤＬ指的是壞膽固醇，ＨＤＬ指的是好膽固醇。

過去的理論認為，一旦ＬＤＬ變高，就容易罹患心臟疾病，但事實上，近年的研究已經開始質疑這個說法的正確性。

根據最新研究，導致心血管疾病的真正原因是組織發炎。

ＬＤＬ之所以會增加，是為了運送要救助受傷組織的膽固醇。ＬＤＬ是將膽固醇從肝臟運送到組織的卡車，ＨＤＬ則是將膽固醇從組織送回肝臟的卡車。換句話說，**不管是被稱為壞膽固醇的ＬＤＬ或是被稱為好膽固醇的ＨＤＬ，都會努力保護我們的身體、預防組織發炎。**

所以，就理論上來說，當全身細胞都需要膽固醇的時候，ＬＤＬ就會增加；不需要的時候，ＨＤＬ就會增加，這樣的想法才是合理的。

換言之，**因為生活習慣混亂造成ＬＤＬ增加這件事，應該解釋成「因為全身組織都受傷了，為了加以修復，需要膽固醇」**。

降低膽固醇的藥物，會讓身體修復變慢!?

如果從上述的解釋來看，**藉由服用降膽固醇藥物來減少ＬＤＬ，反而有可能減緩身體修復**。

事實上，藉由改善生活習慣讓全身狀態變好後，就會出現ＬＤＬ下降、ＨＤＬ上升的現象。

也就是說，若能成功改善全身狀態，就可以讓ＬＤＬ數值下降。

因此，正確做法是，當ＬＤＬ數值變高時，不要輕易依賴藥物，而是必須找出ＬＤＬ數值變高的原因，並加以改善。

此外，關於膽固醇的標準值，醫師們的意見也不太一致，但一定不是「降得愈低愈好」。

順帶一提，日本的ＬＤＬ標準值為140mg/dl以下。[2] 但因每個國家的標準值都不一樣，這個問題可能還需要進一步討論。

重要的是，如果因為膽固醇數值過高而被醫師建議服藥，要以這個論點認真和醫師討論。

2 台灣ＬＤＬ的標準值定為160mg/dl，超過即為太高。

膽固醇數值不會因為進食的食物而有所變動

現在，讓我們來談談飲食對膽固醇的影響。

美國的飲食建議方針，已經廢除攝取膽固醇的標準值。因為專家委員會認為**「即使膽固醇攝取過多，也不會對健康造成影響」**。

目前這一點尚未廣泛為人所知。

血液中的膽固醇約有八成是肝臟製造的，從食物中攝取的僅占全體的兩成。

許多人深信不疑的**「吃了蛋、蝦子、鮭魚卵後，膽固醇值就會上升，所以不能吃」這件事，事實上是錯誤的資訊**。

並沒有證據顯示食物會增加膽固醇。

如果想常保年輕，血壓最好「稍微偏高」

步入中高年之後，大部分人都會開始在意自己的血壓。醫院會對這些血壓偏高的人，開立降血壓藥物。

但是，**血壓對維持人體大腦健康來說是非常重要的，事實上，「稍微偏高」的血壓才能讓人保持年輕。**

如果因為服用藥物而讓血壓過度下降，大腦的血流也會跟著減緩。近年來罹患腦梗塞的比率持續增加，而腦出血和神經萎縮等的併發症卻有不斷減少的傾向，其中一個原因就是用降血壓藥物來抑制血壓。

特別是糖尿病患者，收縮壓不能低於140。

這是因為糖尿病患者的動脈會逐漸硬化，為了將足夠的血液送到大腦，需要稍微偏高的血壓。

如果透過藥物降低身體基於這個需求而變高的血壓，大腦血流就會減緩，成為罹患腦梗塞的原因，此外也可能造成視力下降。

健康檢查時，若被告知血壓偏高，大家可能都會有些在意。但請各位不要只注意血壓，應該將重點放在可以健康長壽的「整體狀態」來思考。

血壓的標準是「年齡＋90」

那麼，血壓應該以多少為標準才妥當呢？

美國心臟病學會在二〇一七年發表了最新的高血壓標準值：「收縮壓130，舒張壓80」，相較於二〇〇三年制訂的「收縮壓140，舒張壓90」又更嚴格了。

我認為，血壓若可以維持在「年齡＋90」以下就沒有問題。

根據WHO（世界衛生組織）的標準，超過140就會被診斷為高血壓，但我認為，如果是六十歲的人，血壓在150左右或150以下，並不需要擔心。

一如前面所說，進入高齡期後，動脈會呈現某種程度的硬化，為了維持大腦的血流，稍微偏高的血壓是有必要的，血壓千萬不能太低。

當然，高血壓的確會引起各式各樣的疾病。若收縮壓超過180，就需要注意。

大家應該都知道，高血壓和鹽分（鈉）攝取過多有關。一般來說，人一天需要的鹽分是3公克[3]，這只要吃海藻和魚貝類就可以充分攝取。

但是，根據日本二〇一五年厚生勞動省所發表的「國民健康・營養調查」，日本人的每日平均鹽分攝取量多達10公克，這應該是因為日常使用的醬油或味噌等調味料含有大量鹽分的緣故。

為了控制鹽分，必須減少使用此類調味料，改用醋或檸檬等柑橘類調味，味噌湯則應該藉由大量使用昆布或柴魚高湯來增加甜味，減少味噌的用量。

此外，**味覺變得遲鈍也是容易攝取過多鹽分的原因之一**。

要讓味覺正常就需要攝取鋅。牡蠣、蜆等貝類、螃蟹或鰻魚等，都含有豐富的鋅，也可透過起司和蛋來補給。

不過，**特別是高齡者，千萬不能過度嚴格地限鹽**。

因為，醛固酮（aldosterone）荷爾蒙的分泌量，會隨著年齡的增長減少，維持體內鹽分的功能也會跟著下降。

如果不能充分攝取需要的鹽分，就會加速老化。

最重要的是保持均衡。

比方說，若攝取鹽分時是和肉類一起攝取，血壓就會變得更高。

---

3 台灣衛福部建議台灣成年人的一日鹽分攝取量為6公克。

如果可以大量食用蔬菜，攝取蔬菜中含量豐富的鉀，就可以和鹽分（鈉）取得平衡，讓身體機能正常運作。

此外，攝取大豆和海藻類，可以補充到大量的鎂。鎂有舒緩血管肌肉的功能，可預防血壓上升。

三個標準，判斷你是否已採取樂齡族黃金飲食守則

我先將之前的重點整理一下。「膽固醇數值稍微高一點也沒關係」、「血壓最好稍微偏高」、「鹽分攝取不該過度限制，要充分攝取需要的分量」。

那麼，要達到「健康長壽的目標」，除了膽固醇數值和血壓，更應該注意些什麼呢？

樂齡族黃金飲食守則的基本判斷標準有下列三點：

- 有沒有空腹感，能不能津津有味地享用食物？
- 能不能順暢且舒適的排便？
- 是不是容易入睡，早上也能徹底清醒？

就像以前人說的：「能夠快食、快眠、快便，就能向醫生說再見」，這話真是一語中的。

之所以會有空腹感，是因為腸胃能徹底發揮功能；再者，睡眠是「大腦的清潔時間」，所以能夠舒服的睡上一覺，意味著可以將囤積在大腦中的老廢物質徹底打掃乾淨。

排便順暢則表示飲食攝取均衡，腸道環境良好。

飲食是否均衡到醫院檢查就知道

若想更客觀且更精確地知道改善飲食生活的關鍵，可以從確認血液檢查的數據下手。如果飲食不均衡，在檢查結果的數據中就會清楚顯現。

很多人都會「注意飲食的均衡」，卻沒有多少人可以確定自己的營養知識是最新且最正確的。而且，每個人需要的營養素分量也會因為體質而有所差異。

因此，年過六十，想更進一步照顧自己身體狀況的人，**每年必須接受一次健康檢查，客觀掌握自己的身體狀態。**

從血液檢查與尿液檢查中我們可以知道哪些訊息

我們在這裡介紹幾個血液檢查與尿液檢查中，會被飲食內容影響，需要格外注意的項目。

・高敏感性C－反應蛋白

CRP（C－反應蛋白）是C Reactive Protein的簡稱，它是一種當體內發炎就會增加的蛋白質。一般來說，CRP會以0.1的精度來進行檢查，若測定時精度到達0.001，則稱為「高敏感性C－反應蛋白」（hs-CRP）。

發炎，指的是修復損壞細胞功能的速度趕不上身體需要時，所出現的症狀。若以火災做比喻，就是處於火勢尚未完全撲滅，不斷冒煙的狀態。**發炎的程度一旦變嚴重，就容易罹患各種疾病**。發炎，可說是所有疾病的源頭。

慢性發炎很難有明顯的自覺症狀。如果是因關節發炎導致關節炎，會覺得疼痛，但內臟因為無法感覺到疼痛，就算發炎也無法察覺。

比方說，若對肝臟慢性發炎的狀態長年置之不理，就可能轉變為肝炎，之後才會感覺到身體不適。

對慢性發炎所造成的影響，有些還不是很清楚，但也有人認為失智症和動脈硬化就是細胞慢性發炎造成的。

此外，高敏感性C－反應蛋白不只能顯示出發炎狀態，CRP本身也會讓發炎惡化。因此，就算是極微量的增加，也可能對全身健康造成巨大的影響。

知道體內出現哪一種程度的發炎，對預估往後十年的健康狀態來說是一個重要的指標。

再者，過去高敏感性C－反應蛋白值的標準值設定在「低於0.3」，這是比較寬鬆的。根據我自己看診得到的經驗及數據，我認為，如果可以將高敏感性C－

反應蛋白維持在0.1以下，就可以保持健康。在美國，有些醫師則認為應該維持在0.05以下。

如果大家檢測的CRP值數字偏高，為了控制發炎，就一定要仔細留意飲食。

我們知道，如果攝取太多動物性脂肪，讓體內花生四烯酸（arachidonic acid）過多，就容易引起發炎。

而且，隨著年齡的增長，也會變得容易發炎。年過六十之後，飲食最好以日式飲食為主，不要攝取過多動物性脂肪。

・糖化血色素（hemoglobin A1c）

糖化血色素是糖尿病檢查中一定會有的血液檢查項目。

糖化血色素是紅血球中所含蛋白質當中的一種，因為它帶鐵，因此擔負著將氧氣運送到全身組織的重要功能。

血紅色素有幾種不同的種類，其中「Ａ１」這種會與糖結合，引起糖化現象，糖化後稱為「Ａ１ｃ」，被用來作為糖尿病嚴重程度的指標。

自二〇一三年起，日本糖尿病學會就定義，只要糖化血色素超過７％，就是糖尿病，但我認為起碼應該不要超過６－７％，如果考慮到十年後的健康，我甚至認為最好不要超過６％。而且，只要數值變高，就應該控制醣類的攝取。

最近，控制醣類攝取量的想法愈來愈普遍，「盡量不攝取醣類」的人也愈來愈多。然而，不知為何，檢查這些人的血液時，有不少人的血糖值都還是很高。後來發現，**雖然他們都避免吃飯、麵包或甜食，但卻肆無忌憚的吃著醣分含量意外地多但不帶甜味的蔬菜、喝著會一次攝入大量醣類的清涼飲料。**

這樣可能會攝取過多隱藏的醣分，必須要特別注意。

・同半胱胺酸（homocysteine, Hcy）

同半胱胺酸（又稱高半胱胺酸）這種物質不太為人所知，它是蛋白質代謝過程中所形成的胺基酸之一，是人體的大敵。

血液中的同半胱胺酸濃度上升，會引起動脈硬化，進而導致心肌梗塞或腦中風。此外，也會提高罹患阿茲海默症和癌症的風險。

事實上，**同半胱胺酸增加得愈多，五年後的生存率就愈低。**

我建議最好將同半胱胺酸的濃度維持在8 nmol/ml以下。

若同半胱胺酸值變高，就必須改善飲食，攝取含有豐富維生素B群的食物，第三章會說明細節。

・維生素D

維生素D在日本一直不太受注意，但它是維持健康不可或缺的重要營養素。

維生素D除了可以幫助身體吸收鈣質（骨骼的重要成分）外，在製造骨骼上也扮演著重要的角色。若維生素D不足，為了補充從食物中攝取鈣質的不足，副甲狀腺荷爾蒙就會增加，會將鈣質從骨骼中奪走。

換句話說，**為了保持骨骼健康，一定要攝取充分的維生素D**。

過去，針對體內維生素D濃度該維持在多少，醫師們的意見並不一致，但現在醫師們普遍認為體內適當的維生素D濃度為40－80ng/ml。順帶一提，成年日本人的平均值約為25左右，不到適當濃度的一半。

若維生素D濃度過低，建議多吃含有豐富人體所需維生素D的鮭魚等魚類。第三章會有詳細說明。

・ω－6、ω－3脂肪酸比

脂肪當中的「ω－6脂肪酸」會促進發炎，「ω－3脂肪酸」則可以抑制發炎。飲食當中攝取過多的ω－6脂肪酸，是引發慢性發炎的原因之一。

大家都知道，青背魚中含有豐富可抑制發炎的ω－3脂肪酸。但在日本，因為飲食西化，許多人魚類吃得愈來愈少，也因此，ω－3脂肪酸的攝取量不斷減少。

從檢測血液中花生四烯酸及二十碳五烯酸（eicosapentaenoic acid, EPA）的比例就可以知道，以典型日式飲食為主的人，AA／EPA的比例約為1.5；而幾乎不吃魚、飲食以肉為主的人，比例則高達8或10，**簡直可說是在體內噴灑汽油，促使發炎惡化**。

為了維持健康，必須重新修正過多的西式飲食，將AA／EPA的比例控制在2。

・GPT（ALT）

GPT（丙酮酸轉胺脢）是檢查肝臟功能的項目。人體內幾乎所有組織都含有GPT，其中在肝細胞中更是壓倒性地多，一旦肝細胞被破壞，血中的GPT濃度就會上升。由此可知，如果GPT值較低，肝細胞被破壞的機率就比較低，新陳代謝的速度就會比較慢。

GPT值至少要高過18，如果可能，最好是保持在20－25。

GPT低於18時，從醣製造胺基酸的維生素B_6就會不足，導致肝臟功能下降。這麼一來，就會容易疲倦，沒有精神，身體就容易變冷。如果檢查發現GPT偏低，就要刻意攝取含維生素B的食物。

・8－OHdG

8－OHdG是DNA因氧化壓力被破壞時的副產物。

所以，如果8－OHdG數值很高，就意味著體內的氧化壓力上升。

檢測8－OHdG濃度通常會以尿液為準，如果可能，建議檢驗早晨起床後的第一泡尿。這樣就可以判斷在經過六小時的休息後，身體的氧化壓力是到什麼程度。

當然，白天時因為身體活動比較活躍，氧化壓力會上升，8－OHdG的產出量也會增加。

我建議8－OHdG的濃度，最好不要超過24ng/mgcrnn。8－OHdG較高的人，因身體處於氧化狀態，必須積極攝取維生素C或β－胡蘿蔔素

（β-carotene）等抗氧化物。

・無機磷

磷是生物體中含量僅次於鈣的礦物質，它是生產身體活動時所需的能量，以及製造細胞膜或骨骼時的重要成分。牛奶、蛋、魚和肉、豆類等，各式各樣的食品中都含有磷。

磷酸經常以「pH調整劑」、「乳化劑」、「磷酸鹽」等名稱，被當成食品添加物廣泛使用，用來增加肉的彈性、提升口感，黏著碎肉，或是讓冰淇淋產生黏性，所以吃到磷的機會急劇增加。因磷攝取過量而對健康造成傷害，已被視為問題。

這些傷害的其中之一，是動脈硬化。血液中的磷如果濃度上升，鈣與磷就會在血管中沉積、石灰化，造成動脈硬化，進一步引發心肌梗塞或腦中風。

血液中磷酸的濃度標準值被設定為2.5－4.5mg/dl，但從過去的研究中我們了解，磷酸值一旦超過4mg/dl，罹患心肌梗塞的危險就會增加五成（1）。因此，我認為2.5－3.6mg/dl才是最適當的濃度。

不只動脈硬化，最近有資料顯示，磷酸與皮膚癌、肺癌及高血壓都有關係。

我建議過了六十歲之後就不要再食用使用大量磷酸的加工食品，或者減少食用的頻率。此外，一年至少檢查一次血液中磷酸的濃度。

上述的檢查項目，有些並不包含在一般健康檢查中，但在融合抗老醫療的醫院中可提供檢查，可以前往洽詢。

醫院並不是「給藥」的地方

很多人對醫院的期待就是「給藥」。

比方說，有些人被診斷出「膽固醇過高」，但只要醫院開出降膽固醇的處方，就覺得安心。

高血壓也一樣，或許有人會認為只要持續吃藥就好了。

當然，我們必須和自己信賴的家庭醫師討論過後，配合身體狀態服用藥物。但是，**我並不贊成把事情簡化成只要請醫院開立處方藥物就好**。為了健康長壽，我們必須重新檢視自己和醫院的關係。

就拿高血壓藥來說，有人認為只要被開立過一次藥物，就必須終生服用，事實上，上了年紀之後，有些人因為心臟幫浦功能衰退，血壓很自然就會變低。血壓明明不高，卻持續服用高血壓藥，當然會對身體造成傷害。

高齡者中，有些人就陷入這樣的惡性循環：因為服用高血壓藥而心神不寧，於是被開立鎮定劑，卻反而變得更無法入眠，所以又被開立了助眠藥物，結果胃因為藥物的副作用而不舒服，結果醫師又開出了制酸劑。也因為愈來愈無法活動，膽固醇和血糖值都上升，結果用藥量持續增加……

事實上，有不少高齡者每天都要服用近十種的藥物。

若想健康長壽，就要聰明地運用醫院，不要陷入藥罐子的惡性循環。

針對飲食與疾病預防，和醫師進行討論

從前文說明的檢查項目中，可以獲得飲食是否均衡、適當的線索。如果可以根據這些數據，在醫師的建議下改善飲食內容，應該就可以不用再吃藥了。

發明家愛迪生曾經說過這麼一句話：「未來的醫師應該是不開藥的。取而代之的是，他們會進行全人式的照護，也就是專注在飲食和疾病的預防上。」諷刺的是，一九三一年，當愛迪生去世之後，醫療世界反而步入藥物的全盛時期，這讓我深刻感受到，愛迪生的這句話，應該是在預言更遙遠的未來。

未來的醫療，應該轉移到飲食與疾病預防等全人式的照護上，而我們現在已經看到這樣的預兆了。

第3章

二十個樂齡族黃金飲食守則

在了解六十歲後身體面臨的風險，
以及什麼是不生病的身體之後，
我將告訴大家可以實現這個目標的具體飲食習慣。
這是可以保護自己、一生受用的人生智慧。

飲食守則 1

飲食正確，不吃也沒關係

步入六十歲之後，很多人應該都會覺得自己變得很容易發胖。有句話叫「中年發福」，一樣都是胖，年輕時的發胖方式和中年之後的發胖方式並不相同。一般來說，年輕時的肥胖是體脂肪囤積在皮下脂肪細胞的「皮下脂肪型肥胖」，中年之後則是肥大化的脂肪細胞囤積在內臟周圍的「內臟脂肪型肥胖」。

不同於皮下脂肪型肥胖，這種內臟脂肪型肥胖會引起各式各樣的疾病。

內臟脂肪釋放出來的物質會導致疾病

平時，內臟脂肪會分泌「脂聯素」（adiponectin），一種讓血管保持柔軟的荷爾蒙。但是，**轉變為內臟脂肪型肥胖之後，脂肪細胞會「劣化」，脂聯素的分泌也會被抑制，所以容易罹患動脈硬化。此外，過多的內臟脂肪也會釋放出容易引起高血壓或糖尿病的物質。**

一旦動脈硬化、高血壓、糖尿病等疾病惡化，罹患腦中風或血管性失智症的機率就會變高。換句話說，若對內臟脂肪型肥胖置之不理，就很可能會陷入「臥床不起」的狀態。

內臟脂肪會提高罹癌的危險

肥胖和癌症的關係不容忽視。

內臟脂肪釋放出的物質通稱「脂肪荷爾蒙」，脂肪荷爾蒙中有像脂聯素一樣，有正面功能的物質，也有會傷害身體的物質。

「不好」的脂肪荷爾蒙會引起發炎。若發炎程度升高，罹患癌症或動脈硬化的機率當然也會跟著變高。

想減少內臟脂肪不需要辛苦節食

為了健康長壽，我們必須避免六十歲之後的肥胖。

那麼，如果要預防、消除六十歲後的肥胖，該如何安排飲食生活？可能會有人不安地想：「不嚴格節食不行吧？」不需要嚴格節食，事實上，想預防肥胖，只要稍微調整生活習慣，並重新檢視「飲食方式」就夠了。

很多人都覺得節食非常痛苦。正因為如此，**最好是可以養成不用節食卻依舊可以減少內臟脂肪的習慣**。仔細觀察每天的體重變化，一旦稍微增加就進行調整，會比節食來得輕鬆許多。

此外，雖說要預防肥胖，也不能過瘦。

很多調查結果都顯示，**中年以後若身上能有適當的脂肪，保持「微胖」的程度，會比較容易長壽。微胖是長壽體型**。

微胖可以用體脂肪率（又稱體脂率）作為標準。在男性不超過25%、女性不超過33%的範圍內，保持「微胖體型」，是維持健康的要訣。為此，每天都要在固定的時間量體重，確認體脂肪率。

近年來，可以同時測量體重和體脂肪率的體重計非常流行，如果是只能測量體重的舊型體重計，建議換成可以兩手抓著握柄踩上去，能正確測量體脂肪的機型。

每個人都做得到的不發胖飲食法

在第一章，我們提到過提升基礎代謝是讓身體常保年輕的關鍵。

對於這一點，只要能做到透過飲食進入體內的營養素，能「有效率地消化吸收，完全轉換成能量，並被充分消耗」這個循環，就不會發胖。

所以，**想提升基礎代謝，就必須做到「肚子餓了才進食」**。

大家應該都認為所謂飲食，就是要確實而規律地三餐進食吧？

但是，空腹才進食，對身體來說才是正確的方法。明明肚子不餓，卻因為「時間到了」而吃飯，就會發胖。

比方說，晚餐很晚才吃，如果隔天覺得胃裡的食物還沒完全消化，就不應該吃早餐。勉強把食物塞進胃裡，會造成內臟的負擔。

「肚子餓」，是「吃了也不會胖」的訊號。

人類的身體並不像時鐘那樣準確。當天的身體狀況、精神狀態和季節，很自然地都會影響食欲。如果違反自然，只因為時間到了而勉強進食，就某種意義來說，會讓身體不舒服也是理所當然的。

請注意自己肚子的飽餓狀態，再以此決定用餐的時間和分量。如果肚子不是太餓，吃點無糖蔬果汁等簡單的東西來解決就可以了。

飲食守則 2

易胖時段要簡單吃，易瘦時段要確實進食

根據身體的運作節奏，人體有「易胖時段」和「易瘦時段」，關於這一點，我想大家應該都知道「深夜吃東西容易發胖」這個經驗法則。

人體的節奏，是以「一日」為單位，一天循環一次。體內的狀況會配合生理時鐘出現各式各樣的變化。配合這個變化，胃和腸等消化器官的運作，也會隨著時段不同而有所改變。

飲食也是一樣，**即使吃的是相同分量的同一種食物，在體內作用的方式，也會隨著「進食的時間」而有所差異。**

基本原則是這樣的：

- 上午……身體主要功能是排泄，是身體歸零的時段
- 下午……消化能力上升，是可以順利消耗熱量的時段
- 晚上……是吸收營養素的時段

因為上午是排泄的時段，還沒有準備好要消化吃進去的食物。如果在這個時間吃了大分量的早餐，就得將必須使用在排泄上的能量用在消化上，胃腸的負擔變大，將身體歸零的機制也會無法順利進行。

若想配合身體運作的節奏，早餐就必須吃得「清淡、少量」。

下午消化能力會提升，亦即所謂的「易瘦時段」。因為是一天中身心活動最活潑的時段，為了補充能量，就應該攝取營養豐富的飲食。

晚上是容易吸收營養素的「易胖時段」。

一般來說，晚餐應該是大家三餐中菜色最豐盛、分量也最多的一餐吧。

但是，**如果晚上吃得太多，身體無法將吃進去的營養素和熱量完全消耗掉，就很容易變成體脂肪囤積在體內。**

因此，如果總是在晚上吃得很飽，就容易發胖。

飲食守則 3

晚餐要在九點前結束

大家都幾點吃晚餐呢？

這一點對體重管理來說非常重要，但感覺很多人都輕忽了這件事。晚餐應該要在九點之前吃完。六十歲之前只須盡量做到這一點，但過了六十歲之後，就必須盡最大的努力養成這個習慣。

我想大家都知道，睡覺時身體會分泌「生長荷爾蒙」（ＨＧＨ）。生長荷爾蒙可以促進體脂肪燃燒，打造可提升代謝的肌肉，同時修復平日受傷的細胞。一般來說，生長荷爾蒙會在入睡後三十分鐘開始分泌，並在第一次熟睡期分泌最旺盛。

生長荷爾蒙具有修復身體等功能，不過一旦血糖上升，生長荷爾蒙的分泌就會被抑制。

換句話說，**如果進食後馬上就寢，在血糖升高的狀態下入睡，生長荷爾蒙的分泌就會被抑制**。

這麼一來，多餘的脂肪便會在沒有燃燒的狀況下堆積在體內，且因無法製造肌肉，代謝會開始衰退，受傷的細胞也無法修復……不僅容易發胖，身體也會持續加速衰老。

請大家記得，在晚上九點後吃大分量的晚餐，以及就寢前因為「肚子有點餓」而吃甜食，就等於是放棄長壽。

飲食守則 4

不要處在會縮短性命的「滿腹」狀態

肚子很餓、終於可以吃點東西時，只要吃到有點意猶未盡的八分飽就可以了。這是長壽飲食的標準「量」。

本書介紹的雖然都是有益身體的食物，但不管對身體再怎麼好，若吃得太多就是本末倒置。

有句話說「飯吃八分，不需要醫生」，已有許多科學研究證明，如果能一直保持有點飢餓的狀態，壽命就能夠延長。

長壽基因會因此被啟動，就是其中的一個研究結果。大家都知道，如果把進食的熱量控制在平常的七成，長壽基因sirtuin——一種「去乙醯化酶」（deacetylase），就會被啟動。此外，大家也都知道，空腹時分泌的荷爾蒙，會促進保持身體年輕的生長荷爾蒙分泌。

為降低因吃得多而急速上升的血糖所分泌的胰島素，是「最強的促老化荷爾蒙」，因此「總是吃到非常飽」就會讓壽命變短。

如果能學習了解「身體節奏」的知識，針對「易瘦時段」和「易胖時段」來調整進食量，就可以讓消化、吸收、排泄的循環順暢進行，可以讓「常保年輕的機制」——代謝，正常運作。

飲食守則 5

膳食纖維可防止糖分吸收，營養的東西要最先吃

大家會以什麼順序來享用桌上的菜餚、湯和米飯呢？

這一點對預防肥胖來說非常重要，**因為進食順序的不同，血糖上升的方式也會有極大差異**。

如果一開始就在胃袋裡放入米飯之類的固體醣類，即使分量很少，血糖也會急速上升。

相對地，如果一開始可以先適度進食蔬菜等富含纖維質的食物，接著喝味噌湯，或肉、魚等主菜，最後再吃米飯，便可減緩血糖上升的速度。

這是因為**膳食纖維可以防止超過需求量的糖流入血液**。多餘的糖被膳食纖維吸收之後，就會變成糞便排出體外。此外，膳食纖維也有吸收脂肪的功能。

這種用餐方式是醫學上指導糖尿病患者正確「防止血糖急速上升的用餐方式」，可說是最簡單有效的減重方式。

如果能在用餐時第一口吃膳食纖維，並適度控制兩大肥胖原因——醣類和脂肪的吸收，就能讓膳食纖維發揮天然瘦身藥的功能。

相反地，若習慣會讓血糖急速上升的用餐方式，就可能因為過度分泌胰島素而有讓胰臟過分疲憊的危險。

極度疲倦的胰臟功能會下降，分泌胰島素的能力也會衰退。這麼一來，就會變成**慢性高血糖**，**身體不斷糖化**，**罹患糖尿病的機率也會增加**。

餐桌上最好盡可能備有蔬菜、菇類和海藻等，含有豐富膳食纖維的菜餚，然後一開始就先吃這些食物。

不過，所謂的「蔬菜」，也有含豐富醣類的種類，需要多加注意。

比方說，**地瓜、胡蘿蔔、馬鈴薯等根莖類或薯類，雖然有很多膳食纖維，但也富含醣，不太適合第一口就吃**。這些食材和米飯、麵包一樣，被分類在碳水化合物中，再加上它們也常常被用在加了砂糖的燉菜中，這樣醣的含量就又更多了。相反地，**菠菜和高麗菜等葉菜類幾乎不含醣，而且有很多膳食纖維，建議大家多吃**。

飲食守則 6

了解可促進長壽之「營養均衡」的真相

在電視等媒體中經常可以看到，「吃了〇〇，就會ＸＸ」的說法，彷彿光吃某一種食物，就可以解決健康問題。

但是，我想大家應該已經發現，**並沒有「只要吃這個就好」的萬能食物，飲食營養均衡才能健康長壽**。

那麼，什麼樣的飲食才能說是營養均衡的呢？

簡而言之，就是傳統的「日式飲食」。

很多人的餐桌上都會出現歐美食物，**但過了六十歲之後，盡量以米飯為主食，且最好是以「三菜一湯」為基本**。

一湯，指的是味噌湯。

三菜，則是指以魚、肉、蛋、豆腐等含蛋白質的食材做的主菜，加上兩道以蔬菜、菇類、海藻、豆類、小魚乾等食材料理的配菜。

這種傳統日式飲食可以均衡攝取碳水化合物、脂肪、蛋白質、維生素、礦物質、膳食纖維這六大營養素。

除了以日式飲食為基本，還要注意什麼？

雖然每個人的活動量和體格都不一樣，但還是要謹記主食、主菜和配菜都要「適量」攝取。

用眼睛記住主食和主菜的「適當分量」

主食的米飯，一餐以一碗（約150公克）為標準。

不過，正如前面所說，白米會讓血糖急速上升。血糖急速上升後，胰臟就會大量分泌胰島素。

胰島素又稱為「促老化荷爾蒙」，如果持續過度分泌，就會導致肥胖與血管老化。

剛煮好的白飯雖然非常美味，但請大家想想之前提到的「用餐順序」，務必請在吃過蔬菜之後，再吃白米飯。

而且，請務必遵守接下來要傳授給大家的「可長壽的」適當分量。

主菜的魚或肉，一餐以80公克至100公克為適量。

如果說從主食攝取的醣是身體活動能量的來源，那麼打造身體的原料就是蛋白質。

蛋白質是血液和肌肉等的主要成分，同時也是掌管體內代謝的酵素和荷爾蒙等物質所需的原料。

人體內的蛋白質經常替換。蛋白質損壞後、製造新蛋白質所需的天數，大致由身體的各個組織來決定。皮膚大約是二十八天，運送氧氣的紅血球則以一百二十天為週期來進行替換。

如果製造新蛋白質的速度太慢，損壞又不斷進行，蛋白質的數量就會大量減少。如果出現肌膚失去彈性、指甲容易斷裂、頭髮變得毛躁等症狀，就有可能是蛋白質不足。

當然，除了眼睛看得到的部分，內臟和骨骼的細胞也會不斷汰舊換新。

想減緩全身性的老化，就必須每天攝取蛋白質。特別是高齡者，因為製造新蛋白質的功能會不斷衰退，所以必須遠比年輕時期更積極攝取蛋白質。

一天需要的蛋白質量，大約1公斤的體重需要1公克至1.5公克。換句話說，體重60公斤的人，每天就需要攝取60－90公克的蛋白質，若換算成食物的重量，也就是說，每一餐需要吃80至100公克的肉或魚。[4]

之前，我一直強調要適量、適量、適量。習慣烹飪的人可能沒有問題，但若不會烹飪，應該也有很多人「即使告訴他要吃多少公克，也完全沒有概念」。

因此，我建議大家務必試著實際測量看看平常所吃食物的重量。

幾年前，非常流行把自己吃下去的食物全部記錄下來的「記錄式減肥法」。

---

4 肉類的蛋白質含量平均約20％，所以如果要吃60公克的蛋白質，大約要吃300公克的肉類或魚類。

這種方法是將自己進食的食物分量變成看得見的圖表，改變你的認知和意識，以提高減肥的效果。

我也認為將分量變得用看就知道，是一種很有效的方法。

請試著讓「長壽飲食的分量」變得用看就知道。只要知道適量看起來應該是多少分量，就會發現「啊，再吃下去就太多了」或「完全不夠喔」。

當然，不用每餐都測量，只要量一次就夠了。

可以先用料理秤測量出米飯的「適量」、魚的「適量」和肉的「適量」，然後，記住它們看起來應該是多少分量。光是這麼做，就可以有效預防吃得過多或吃得過少。

飲食守則 7

吃可以維持性荷爾蒙的食物

從六十歲左右開始出現的荷爾蒙變化，也可以靠飲食順利度過，並盡可能減少影響。

首先，讓我們來看看女性荷爾蒙吧。

除了壓力、過勞、睡眠不足、勉強減重外，對女性荷爾蒙的合成和運作來說極為重要的營養素如果不足，也會讓女性荷爾蒙減少。

女性荷爾蒙的合成和運作需要的營養素，包含維生素B_5、維生素B_6與維生素E等。

維生素B_5除了可以提升副腎皮質荷爾蒙的運作，改善肌膚問題，也可以抑制因壓力產生的焦躁或憂鬱感。納豆和落花生中含有豐富維生素B_5，此外，也可從肝臟、鰻魚或酪梨來攝取。

維生素B_6具有促進女性荷爾蒙代謝、調整平衡的功能。除了大豆和堅果類，也可從青背魚、肝臟或蒜頭來攝取。

維生素E有去除活性氧，守護腦下垂體和卵巢細胞等分泌荷爾蒙器官的功能。**一旦不足，就可能導致更年期障礙的症狀惡化**，需要注意。植物油或杏仁等堅果類中，含有大量的維生素E。

此外，大豆中所含的異黃酮有些微雌激素的功能。因此，**如果體內有異黃酮，就可以打造出具女人味的身體與心靈**。

異黃酮除了可以改善更年期障礙的症狀，也可以有效預防乳癌或前列腺癌。此外，有研究報告指出，攝取一定量的異黃酮，可以預防因雌激素減少而造成的動脈硬化或骨質疏鬆。

蒜頭和蔥都可以增加男性荷爾蒙

正如前面所說，男性荷爾蒙對男性來說當然非常重要，但對女性而言也是保持年輕的重要荷爾蒙。

想增加男性荷爾蒙，除了運動和睡眠，也需要攝取適當的營養。

可以增加男性荷爾蒙睪固酮（testosterone）的食材，包括洋蔥、長蔥和大蒜。

每一天的攝取量可以以半顆洋蔥、三分之一顆大蒜，或半根長蔥為標準。

此外，**若想促進睪固酮產生，就必須攝取脂質較少的優良蛋白質和鋅。**

優良蛋白質的來源，包含雞胸肉、雞里肌、鮭魚、青背魚等。

眾所周知，富含鋅的食材包括牡蠣、蜆等貝類，毛蟹、松葉蟹、鱈場蟹等蟹類。此外，也可以從小魚乾、魷魚乾、小沙丁魚片乾、海苔、芝麻、起司、蛋等食物攝取。

再者，抹茶和可可亞中也含有豐富的鋅，若想補充鋅，建議可在午茶時飲用這類飲品。

回春荷爾蒙「DHEA」可以靠飲食製造

本書中我也想告訴大家可作為男性荷爾蒙及女性荷爾蒙原料，且最近受到廣泛注目的營養素。

有「回春荷爾蒙」之稱的「DHEA」（脫氫異雄固酮，dyhydroepiandrosterone）在抗老化醫療中是極為重要的營養成分。DHEA是腎上腺製造的類固醇荷爾蒙之一，也是男性荷爾蒙和女性荷爾蒙的原料。

但是，DHEA在二十歲左右產量會達到巔峰，之後就會慢慢減少，七十歲之後，血液中的濃度會下降到二十幾歲時的20%（2）。

有大規模臨床研究指出，男性的DHEA一旦減少，死亡率就會上升（3）。

此外，也有研究結果顯示，DHEA愈少的男性因心肌梗塞而死亡的機率，會上升到接近20%（4）。

另一方面，有報告主張「健康長壽的人血中DHEA的濃度都很高」（5），也有人指出藉由攝取DHEA，有可能緩和因年齡增長而出現的症狀（6），健康長壽和DHEA的關係正被廣泛注目。

在近年的研究中，特別受到注目的是**DHEA有預防心血管疾病的功能**。有報告指出，讓血液中DHEA的濃度上升到34%，可以讓罹患心血管疾病的機率減少18%（7）。

此外，**DHEA也有強化骨骼的功能**。

DHEA可以活化製造骨骼的細胞，並抑制破壞骨骼細胞的活動，可以有效預防骨質疏鬆症（8）（9）。

肌力隨著年齡的增長而衰退的狀態，稱為衰弱症（frailty），有報告指出，讓衰弱的女性一天服用50毫克（mg）的DHEA，可以增強肌力，減少跌倒的危險（10）。

DHEA在美國被當成營養補充品在超市販售，但在日本，因為它是屬於與荷爾蒙同類的物質，只能向醫療機構購買。

不過，我們也可以從食物進行某種程度的補充。「日本薯蕷」（俗名野山藥）中含有大量DHEA，而除此之外，小芋頭和菊芋、京芋等，也具有同樣的功效。

飲食守則 8

從魚、雞肉、蛋攝取蛋白質

該從什麼樣的食材攝取蛋白質呢？我建議可以把魚、雞肉和蛋做為基本。

牛和豬等四足動物則請當作「宴會美食」，偶爾品嚐就好。

理由之一是，**根據報告，牛肉和豬肉會透過腸道細菌製造出致癌物質**。牛肉和豬肉雖然很美味，但從飲食均衡的角度來說，偶爾品嚐是比較好的。

順帶一提，我曾在哈佛大學擔任研究員，當時在學校聚餐中，幾乎不曾出現四足動物，主要食材大多是雞肉或鮭魚。

此外，雞蛋含有所有人體必需胺基酸，可以輕鬆享用，是很好的蛋白質來源。**我特別推薦半熟蛋，沒有煮熟的部分很容易被消化吸收，可以藉此攝取到蛋白質。**

再者，維生素、礦物質和膳食纖維可以從蔬菜、菇類和海藻攝取。

維生素和礦物質，有幫助碳水化合物、脂肪和蛋白質代謝的作用。這些是體內無法製造的營養素，必須從食物中攝取。

它們擔負著維持身體健康的重要功能，一旦缺乏，就會導致各式各樣的疾病和不適。

膳食纖維有改善腸道環境的功能。它不會被胃和腸消化，而是直接送到大腸，成為糞便的原料。所以一旦不足就無法順暢排便，造成老廢物質和有毒物質容易囤積在大腸內。

正如前文所說，如果膳食纖維在用餐時最先食用，就會連同多餘的醣類和脂肪一起排出體外。

本書第四頁的「哈佛飲食金字塔」（又稱食物金字塔）是以哈佛大學醫學系公共衛生學教室所推行的飲食內容為基礎，配合日本飲食習慣繪製而成。請參考這個金字塔，重新檢視自己的飲食。

飲食守則 9

溫和的限制醣類，維持會燃燒脂肪的體質

限醣在近幾年被視為一種減重方式，相當受到注目，很多人應該都聽說過，但是多數人都只是一知半解。所以，如果你是認為只要不吃主食就好的人，那實在應該多補充一點關於限醣的正確知識。

所以，我想在這裡連同定義再說明一次，「限醣究竟是怎麼一回事」。

限醣的關鍵字是「碳水化合物」和「醣」。

碳水化合物指的是「醣＋膳食纖維」。醣類除了澱粉外，還包含糖（如砂糖、乳糖、麥芽糖、葡萄糖、果糖等）。所以，「限醣飲食」，顧名思義就是只

限制醣類的飲食，碳水化合物中的膳食纖維不在限制範圍之內。但米飯、麵包、義大利麵、烏龍麵等主食稱為「碳水化合物」，限醣飲食也稱為「低碳水化合物飲食」，所以這種說法或許會讓人誤解。

而且，在一般人印象裡不屬於碳水化合物的食物中，也含有限醣飲食限制攝取的食物。

如果實際詢問實行限醣飲食者的飲食內容，我們也經常會發現許多無意中攝取的醣類。

本書第八頁介紹了餐桌上常見食物中醣的含量，請大家參考。

藉由「限醣一個月」的企劃，減輕三公斤體重

由我審訂的某電視節目的限醣減重企劃中，靠著一個月的限醣飲食，十三個人當中有十二個人平均減重3公斤。

參與這項企劃並和參加者交談後，**我發現不知道醣類在體內會變成脂肪的人意外地多。**

不用說，攝取過多的醣會變成脂肪囤積。

醣會讓血液中的血糖上升，為了降低血糖，胰臟就會分泌荷爾蒙胰島素。胰島素可以將血液中的糖轉化成能量來利用，並讓細胞吸收多餘的糖，儲存成脂肪。

這麼一來，內臟脂肪就會增加，同時也會提高罹患糖尿病的機率。

在電視節目的企劃中，針對醣類代謝功能，檢測了減重前後的血液。結果發現，**進行企劃一個月後，血液中脂肪分解後所產生的酮體，濃度上升到開始減重前的七倍**。

這表示藉著持續進行限醣飲食，體質會轉變成容易燃燒體內脂肪。

而且事實上，透過ＣＴ掃描可以發現，皮下脂肪和內臟脂肪都減少了，特別是內臟脂肪，減少的幅度非常大。

換句話說，**減少攝取醣類，就可轉變成脂肪容易燃燒的體質**。

打造不老體質的「溫和限醣」計畫

在電視節目中進行的限醣減重，將醣類的攝取量限制在一天150公克，持續進行一個月。

一般來說，人一天的醣攝取量大約在200－250公克，所以，限制在150公克可說是一種比較溫和的醣類限制。

一碗白米飯大概含有50公克的醣。

因為主食之外的食物也含有醣，所以**將醣攝取量限制在一天150公克，大概就是早上和中午各吃一碗米飯，晚上只吃菜餚**。

當然，如果吃了蛋糕、麻糬、仙貝等含有大量醣分的食物當點心，米飯的攝取量就必須相應減少。

因為攝取醣類導致血糖上升而分泌的胰島素，是典型的促老化荷爾蒙。**空腹**

時的胰島素濃度愈低，愈不容易老化。

主張想健康長壽就要運動的其中一個理由，就是運動可以降低空腹時的胰島素濃度。

因此，即使是不打算減肥的人最好也請進行溫和限醣。若認為將醣類限制在一天150公克以下太過嚴格，最好也請控制在一天200公克以下。

以數字法掌握每一種食物讓血糖上升的程度

想要養成不讓血糖急速上升的飲食習慣，掌握每一種食物的「ＧＩ值」（升糖指數，Glycemic Index）是一種很有效的方式。

即使是醣含量相同的食物，血糖上升的方式也會因為膳食纖維含量的差異，而有所不同。

如果**要將「血糖上升的方式」轉化成簡單易懂的指標，那就是ＧＩ值**。以葡萄糖的ＧＩ值當作100來進行比較，並以數字顯示，就可以得到各種食物的ＧＩ值。數字愈高，該食物就愈容易讓血糖上升。

以米飯來說，白飯（精白米）的ＧＩ值為88，糙米為55，差距很大。相對於白吐司的90，全麥麵包和黑麥麵包只有60。

換句話說，**食用沒有精製過的穀物，血糖比較不容易上升**。

白米和白吐司雖然有熱量，但有益身體的營養素卻很少，所以被稱為「空熱量」（empty calorie）。

「empty」就是「空」的意思，亦即空有熱量、沒有營養，而且還很可能讓血糖急速上升的食物。

另一方面，糙米不僅含有豐富的維生素和礦物質，也比白米需要更多的咀嚼，更容易得到飽足感。

主食要選擇沒有精製過的食物

世界上的人之所以會以米或小麥為主食，就是因為它們幾乎含有所有人類健康生活所需的必需營養素，是接近「完全食物」的食物。

比方說，糙米只要浸入水中就會發芽，擁有比白米更強的生命力。

檢視糙米的營養素可以發現，醣的含量幾乎和白米一樣，但維生素B_1是白米的一．五倍，維生素B_2是兩倍，鈣質是一．八倍，鐵質是二．六倍，鎂是四．八倍，鋅是一．三倍。

江戶時代的諸侯為了「參勤交代」而前往江戶時，經常生病，當時被稱為「江戶病」。

事實上，這種江戶病的真實面貌就是「腳氣病」。這是因為江戶的白米普及度相當高，導致維生素B群不足，所以會罹患腳氣病。

如果能吃糙米或五穀米代替白米，吃全麥麵包或黑麥麵包代替白麵包，不管是就營養層面來說，還是讓血糖緩慢上升的層面來說，都有助健康長壽。

會讓血糖急速上升的食品主要是白米、烏龍麵、麵包等「白色碳水化合物」，以及砂糖、蜂蜜，但蔬菜中也有芋類等GI值較高的食物。GI值60以上的食物，就是「容易讓血糖上升」的食物。

以水果來說，香蕉、鳳梨和桃子等的GI值偏高。

蔬菜的話，胡蘿蔔、馬鈴薯等根莖類，南瓜、玉米的GI值偏高，請注意不要攝取過量。食用時，最好可以把順序往後移。

飲食守則 10

向會引起「飢餓感」的點心和清涼飲料說再見

平常就會吃點心或喝清涼飲料的人，有必要重新檢視這個習慣。因為，這些食物很容易引起「肥胖的惡性循環」。

如果經常從點心或果汁等食物中攝取過多的醣，為了分解這些醣，身體會大量消耗維生素B群。

如果體內醣過多，體內就會缺乏維生素B群。

攝取過多醣會讓人覺得有「毫無止境的空腹感」

人體的運作機制本來就是一旦缺乏維生素或礦物質等營養素，就會有空腹感，開始想吃東西。換句話說，不含維生素或礦物質等營養素的點心或果汁，就算吃得再多，肚子還是很快就會餓。

如果肚子餓時吃點心或果汁，因為沒有必需營養素，所以肚子馬上又會餓，然後又再吃點心和果汁……如此不斷重複，就**會陷入「肥胖的惡性循環」**。

要注意仙貝和薯條等不甜的點心

進行限醣飲食時，最需要注意的就是鹹的點心。

奶油蛋糕或巧克力等點心因為有甜味，所以很容易就能意識到「這些食物醣很多」。

但是，**面對可以說是「醣塊」的米做的仙貝，或是GI值很高的馬鈴薯做成的油炸洋芋片等食物時，因為「醣很多」的印象非常弱，很多人會覺得吃再多也無所謂。**

必須要注意不要吃太多這種雖然不甜，但卻藏有過多醣的食物——「隱藏式醣食品」。

仙貝和洋芋片一旦開始吃就會停不下來，常常要回過神來才發現整包都已吃完，這是醣類很難刺激飽足中樞的特性所致。這種飲食方式如果成為習慣帶入日常生活中，絕對會成為「肥胖惡性循環」的導火線。

不是說絕對不能吃，而是不要抱著整袋零食一直吃。吃時只倒出適當的量放在盤子上，剩下的就收起來。如果那一天吃了零食，那天的主食就不要吃，藉以進行調整。

不要被食物控制，而是要自己來控制食物。

飲食守則 11

點心要搭配可抑制血糖上升的魔法飲料一起享用

我不否認下午三點午茶的樂趣可以提振精神。
如果可以小心不在一天中攝取過多醣，吃點點心也無妨。
但是，如果沒有經常吃個點心就會覺得不舒服，那就必須很有意識地改變吃進嘴裡的東西。

比方說，嘴饞時我建議大家可以吃魷魚乾。
魷魚乾需要多次咀嚼，因此可以解決嘴饞的問題，而且魷魚乾表面的白色物質是名為「牛磺酸」的胺基酸，有恢復疲勞的功能。

如果覺得「不是甜食，就沒有吃點心的感覺」，我建議吃點心時可以搭配綠茶或咖啡。

綠茶中，帶有豐富苦味成分的「兒茶素」可以抑制醣類吸收，減緩血糖的上升。此外，雖然還在研究階段，但咖啡似乎也有相同的效果。

很多人平常沒事也會喝茶或咖啡，但這種「甜點心搭配綠茶或咖啡」的組合，在健康上是有理可循的。

飲食守則 12

從感冒到癌症！從六十歲開始，要把「維生素D」當成護身符

在日本可能沒什麼人知道，但在二〇〇七年，美國發表了一篇名為〈現代人都維生素D不足〉的論文（11）。這是綜合論述式論文，可說是一種把別人已確定的結論提供重新認識的訊息。

目前，維生素D已經成為從幼童到高齡者，不分性別，為了維持健康應該積極補充的營養素，而廣受大眾矚目，研究、探討其與各種疾病關聯性的研究論文數量也不斷增加。在日本，維生素D的重要性也逐漸廣為人知。

如果要補充維生素D，必須照射足夠的紫外線，並攝取魚肉。但是，不管哪一項，現代人都做得不夠，結果就會陷入慢性維生素D不足的狀況。

維生素D的功能中最為人所知的，就是打造強健的骨骼。

維生素D除了可幫助身體攝取骨骼的主要成分——鈣之外，打造骨骼時也擔任有重要的角色。

一旦維生素D不足，副甲狀腺荷爾蒙的分泌就會增加。身體會因為副甲狀腺荷爾蒙的分泌上升，而將鈣質從骨骼中溶解出來，藉以補充鈣質，結果讓骨骼變得脆弱。想維持骨骼強健，一定要補充維生素D。

維生素D可以抑制癌症

此外，**維生素D能抑制各種癌症的功能也相當值得注意**。

近年來，大腸癌在日本的罹患率顯著增加，血液中的維生素D濃度愈低，罹患大腸癌的機率就愈高。

且一旦維生素D的濃度變低，罹患乳癌的機率就會上升。

維生素D調節免疫力的重要功能，也能抑制癌症的罹患率。

調節免疫力、減輕自體免疫疾病的症狀，也是維生素D的重要功能。例如異位性皮膚炎，這是一種因為免疫系統異常而產生的疾病，有些病患在給予維生素D之後，症狀就減輕了。

此外，還有一點也很值得注意，**有研究報告指出維生素D有預防「憂鬱症」的效果**。

如果維生素Ｄ不足真是現代人愈來愈常罹患憂鬱症的原因之一，那麼透過攝取維生素Ｄ，應該可以改善症狀。

維生素D對預防感冒和流感也很有效

大家都知道，維生素C對預防感冒效果很好，但根據最近的研究，維生素D也很有效。

維生素D除了可以提高對抗感冒病毒的免疫力，也可減輕伴隨感冒而來的流鼻水、鼻塞等症狀。

此外，許多研究都指出，維生素D也有預防流行性感冒的作用。

一般狀況下，在日照時間很短的一月到二月之間，血液中維生素D的濃度是一整年最低的。因此也有認為，這段時期之所以會流行感冒，其中一個原因就是維生素D不足所引起的免疫力下降。

隨著年齡增長，製造「維生素D」的功能也會下降

維生素D擁有這麼多重要的功能，因此高齡者必須很有意識地從食物中積極攝取。

正如前面所說，當皮膚照射到紫外線後，體內便會製造維生素D。不過，即使照射的時間相同，高齡者也無法製造出和年輕人相同分量的維生素D。**隨著年齡增長，體內製造維生素D的能力也會衰退。**

藉由食用富含維生素D的魚類來充分攝取，也是一個方法。但是，因為上了年紀之後，食量通常會減少，光靠飲食有時還是無法補充不足的部分。再者，隨著飲食習慣的變化，吃魚的機會減少時，很多人血液中的維生素D濃度也會跟著變低。

對高齡者而言，維生素D除了可以預防骨質疏鬆症，對維持免疫力、預防失

智症、維持肌力等，都有相當大的作用。

近年來的研究也指出，不單是降低罹癌率，維生素D對降低死亡率也十分有幫助。

根據這些資料，我們可以肯定地說，高齡者應該更積極地攝取維生素D。

遺憾的是，日本的醫療機構並沒有針對血液中的維生素D濃度進行檢查，但在我的診所，初診的血液檢查中，一定會檢測維生素D的濃度。

在我分析過去十五年約兩千人的資料後，維生素D濃度不到30ng/ml、呈現不足狀態的人，多達全體的43%，濃度不到20ng/ml、呈現缺乏狀態的人，男性約25%，女性約33%。

藉由青背魚和日光浴來補充維生素D

維生素D不足，可以透過飲食來補充。

維生素D含量特別多的食物是鮭魚，此外，秋刀魚和鯖魚等青背魚含量也十分豐富。

一般的狀況下，「**維生素D含量最多的是乾香菇**」，**但事實上，乾香菇並不適合拿來補充維生素D**。

維生素D包括有D_2和D_3，乾香菇含有的是D_2，但可以在人體中充分發揮功能的是D_3。

之前，我診療的患者中，曾經有人因為被營養師提醒維生素D不足，之後拚命吃乾香菇。但是看過血液檢查的資料後，發現血液中維生素D的濃度並沒有上升。

我認為，**透過食用青背魚來攝取維生素D才是正確的**，不愛吃魚的人則必須藉助營養補充品。

此外，進行日光浴也可有效補充維生素D。維生素D可在照射紫外線後，由膽固醇在體內轉化而成。**只要穿著短袖短褲，一週三次在盛夏的太陽下晒二十分鐘，就能製造足夠的維生素D**。

除了高齡者，我也經常擔心哺乳期的母親們有維生素D不足的現象。根據調查，許多喝母乳的嬰兒都有維生素D不足的情況，所以，為了讓嬰兒長出強健的骨骼，哺乳期間必須有意識地攝取維生素D。

飲食守則 13

有些油脂有益健康，有些則應該避免

關於油脂，或許很多人都抱持著「有害身體」、「吃太多會胖」的印象，但事實上，油有許多各種不同的種類。

油脂中，有應該積極攝取的，也有必須盡量避免的，重要的是要知道各種油脂的功能和角色，然後善加區分、食用。

事實上，哪種油應該多吃，哪種應該避免，近年來思考的方式已經有很大的轉變。

大家現在已經知道，過去被認為是「壞油」，應該避免的奶油或豬油等動物

性脂肪並不壞，反而沙拉油等含有大量「亞油酸」（linoleic acid）的油才是「壞油」。

「避開奶油且積極使用沙拉油」的人，實在應該學習新的油脂知識。

在這裡，我就為大家整理關於油脂（脂肪酸）的完整面貌。

脂肪酸有兩種：碳與碳之間的連接都是單鍵，沒有雙鍵的「飽和脂肪酸」，以及碳與碳之間以雙鍵連結的「不飽和脂肪酸」。

飽和脂肪酸根據碳的數量，又分為三種。六個以下稱為「短鏈脂肪酸」，六至十二個為「中鏈脂肪酸」，十三個以上稱為「長鏈脂肪酸」。

此外，不飽和脂肪酸根據雙鍵的數量，分為「單元不飽和脂肪酸」和「多元不飽和脂肪酸」。此外，又根據雙鍵存在的位置分為「ω－3脂肪酸」和「ω－6脂肪酸」。

以長壽的觀點我特別想強調說明，哪一種是有抑制發炎功能的脂肪酸，以及哪一種是會引起發炎的脂肪酸。

在這些脂肪酸中，**有抑制發炎功能的是「中鏈脂肪酸」與「ω－3脂肪酸」**。

另一方面，**「ω－6脂肪酸」則是會引起發炎**。（請參見第十頁和第七十三頁）

請牢記這一點，避免攝取會引起發炎的脂肪酸，並多多攝取可以抑制發炎的脂肪酸。

以植物為原料的「沙拉油」會引起體內發炎

先有這個基本認識之後，我們再來思考具體應該攝取什麼樣的油脂。

先來看看不飽和脂肪酸吧。

首先，希望大家注意的是「ω－6脂肪酸」。最具代表性的就是亞油酸和α－亞麻酸。大豆油、葵花油、玉米油、紅花籽油、麻油等植物油中，都含有豐富的「ω－6脂肪酸」。

一九五〇年代之後，因為大豆油等所謂的「沙拉油」大量生產的技術不斷進步，「亞油酸有益健康」的促銷活動也隨之跟進。結果就是人造奶油取代奶油，廣受大眾歡迎，沙拉油則成為人氣高漲的中元贈禮。

但是，一如剛剛所說，**根據現在的研究，比起動物性油脂，以沙拉油為代表的亞油酸才是對身體有害**。

亞油酸在體內經過代謝，會變成花生四烯酸，引起發炎。

花生四烯酸雖然是人體的必需成分，但幾乎所有現代人都攝取過多，因此請盡量減少攝取亞油酸比較安全。

魚油、EPA或DHA是血液及血管良藥

另一方面，我希望大家積極攝取的是EPA（二十碳五烯酸，eicosapentaenoic acid）和DHA（二十二碳六烯酸，docosahexaenoic acid）等「ω－3脂肪酸」。這些可說是維持健康不可或缺的脂肪酸。

EPA和DHA能製造可抑制發炎的物質，與會促進發炎的花生四烯酸有相反的效果。

此外，EPA還有能幫助血液順暢流動的作用，DHA則對維持神經功能有重要效果。

青背魚中含有豐富的EPA和DHA，只要多吃沙丁魚、鯖魚和竹筴魚就可以了。詳情我在後面會提到。

目。

此外，近年含有大量α－亞麻酸這種ω－3脂肪酸的亞麻油也受到廣泛注

如果可以在體內從α－亞麻酸中製造出EPA與DHA，應該就能和攝取EPA與DHA有相同的效果。

但是，亞麻油中的α－亞麻酸未必可以透過體內代謝，成為EPA與DHA。

事實上，擁有可代謝α－亞麻酸，進而製造出EPA與DHA代謝酵素的人，在日本人當中僅占10－20％。**沒有這種代謝酵素的人，就算攝取亞麻仁油，也不會有抑制發炎的效果。**

此外，多元不飽和脂肪酸是非常容易氧化的不安定脂肪酸，如果要使用亞麻仁油，就必須注意不要讓它氧化。

橄欖油要生食，不要加熱

那麼，單元不飽和脂肪酸又如何呢？

單元不飽和脂肪酸的特徵是，比多元不飽和脂肪酸還不容易氧化。

最廣為人知的就是油酸，這在橄欖油、花生、豬油和牛油中，含量都相當豐富。其中，橄欖油有77％均為油酸，含量非常多。

根據報告，油酸可減少壞膽固醇（LDL），但並沒有結論顯示它可以增加好膽固醇（HDL）。

油酸不會像亞油酸一樣在體內變成花生四烯酸，引起發炎的機率較低。

此外，橄欖油含有豐富來自植物的多酚，被稱為天然的抗氧化物，如果適量攝取並沒有什麼問題。

但橄欖油加熱後可能會氧化，建議食用時盡可能不要加熱。可以把它當作沙拉的醬料，或是用麵包沾著吃。

椰子油可預防糖尿病和失智症

最近幾年，椰子油持續受到注目。因為椰子油中約占60％的中鏈脂肪酸，被認為可以用來治療阿茲海默症（12）。

不同於一般脂肪酸，中鏈脂肪酸會從腸道直接被吸收到血液中，進而被肝臟代謝，轉換成酮體。酮體可以運送至大腦細胞，做為神經細胞能量的來源。

阿茲海默症又被稱為「第三型糖尿病」，一般認為是神經細胞無法以糖做為能量來源使用而引起的疾病。

我們吃進椰子油之後，血液中的酮體就會增加，能容易確保神經細胞的能量來源，推測可以因此改善阿茲海默症的症狀。

再者，糖尿病也是可以受到椰子油好處的疾病。

近年在糖尿病治療上，對醣的限制非常嚴格，因此實際執行非常困難。

但是，如果吃椰子油，可以因為能抑制空腹感，而比較能輕易達成限醣的目標。

報告中也指出，**椰子油中的成分也有預防糖尿病併發症——末梢血管障礙的效果**（13）。

此外，根據動物實驗的資料顯示，**椰子油也能有效預防高血壓**（14）。

椰子油也可以增加普遍認為很難增加的好膽固醇（HDL）（15）。

椰子油中的中鏈脂肪酸會被當成能量來使用，不會囤積在體內。這麼一來，就能提升基礎代謝，同時減少ＬＤＬ、增加ＨＤＬ。

當然，過量攝取也會出現體重增加等的壞處，建議一天以三至六匙為目標，讓椰子油好好發揮功能。

椰子油要選「冷壓」的

但並不是哪一種椰子油都好。

也有因為椰子油而對健康造成傷害的個案。但像這樣的案例幾乎都是用了過度加工的椰子油。

椰子油在萃取時，如因溫度太高，就會混入有害人體的反式脂肪，所以要確認必須是冷壓萃取的油才可以。

如果包裝上有「Extra Virgin」（特級初榨）的標示，應該就不會有什麼問題。

另外，有些椰子油會散發出化學般的香味，如果可能，請選擇有天然香味的椰子油。

椰子油中難以氧化的飽和脂肪酸含有率高達92％，適合加熱調理。
菜籽油和玉米油要避免用在需加熱的料理中，最好可以換成椰子油。
如果椰子油很難在料理中使用，也可以直接攝取。用湯匙舀起來直接吃就可以了。
我會在喝咖啡時加入一小匙的椰子油。

奶油、牛油等動物性脂肪可以適度攝取

很多人都認為，「最好避免」牛或豬等肉類的油脂和奶油等動物性脂肪，但正如先前提到的，相較之下，**過量攝取沙拉油等油脂才是問題**。**適度攝取動物性脂肪是沒有問題的**。

醣與脂肪是「美味食物」不可或缺的兩大營養素，應該有很多人都喜歡帶點肥油的肉。

肉中的油脂有容易讓人飽足的優點。哪些食物容易得到飽足感，哪些難有飽足感，大家的實際感受應該會一致。很多人應該都會覺得「一吃了肉，肚子馬上就飽了」。

但另一方面，我們也經常聽到這些話：「如果是米飯，不管多少都吃得下」、「裝甜點的是另一個胃」。就像之前說的，**醣對飽足中樞發出的刺激不如脂肪，且常常一吃就停不下來。**

蛋白質只要攝取少量就能讓人滿足，偶爾品嚐一下燒肉和牛排，我覺得應該沒什麼問題。

最應該避免的油脂是反式脂肪酸！

要盡量避免攝取的油脂就是反式脂肪酸。

反式脂肪酸是在不飽和脂肪酸中加入氫製作出來的，所以它的分子結構和一般脂肪酸不太一樣。

反式脂肪除了在以高溫處理植物油時會產生，透過化學方法也可以從油脂中萃取出來。

油脂不只是能量來源，也擔負著製造細胞膜、決定細胞形狀和柔軟度的重要功能。

這一點，因為反式脂肪和一般脂肪在構造上不太一樣，所以也成了細胞膜變異的原因。結果，**它會讓好膽固醇ＨＤＬ變少，讓壞膽固醇ＬＤＬ增加，成為罹**

患心臟疾病的原因。

西歐各國已經開始嚴格限制反式脂肪酸，在丹麥，從二〇〇三年開始，已經禁止販賣反式脂肪酸重量比超過2％的油脂。

同樣的，美國部分地區、瑞士、加拿大、澳大利亞等地也已實施限制。而在韓國、中國、台灣，就算沒有限制，也必須標示反式脂肪的含量。

當世界各國都紛紛開始限制並規定必須標示反式脂肪酸含量的此刻，在過去完全沒有限制的日本，各家食品公司終於也開始自主性地減少反式脂肪含量。想必今後，標示未使用反式脂肪或減少反式脂肪用量的商品應該會愈來愈多。

許多精製植物油（天婦羅用炸油、沙拉油）、人造奶油、酥油、市售麵包或點心、巧克力、冰淇淋都含有反式脂肪酸，需多加注意。

除此之外，速食中的薯條和炸雞，小菜中的可樂餅和油炸食物也一樣。

如果在製作原料表上，標示有「人造奶油」、「塗抹脂肪」（Fat Spread）、「酥油」、「植物油脂」、「植物性油脂」等原料的食品，就可能含**有高濃度的反式脂肪酸**。

為了避免在不知不覺中吃下有害身體的油脂，建議大家最好大概記住什麼樣的食品含有什麼樣的油脂。

飲食守則 14

用鋅來守護細胞和基因

大家應該都聽過「活性氧會讓身體老化」的說法吧。

透過飲食攝取的醣和脂肪，和透過呼吸吸入的氧氣相互作用之後，就能製造出我們活動需用的能量。但在製造的過程中，有一部分氧氣會變成活性氧，活性氧會使得身體氧化，傷害細胞和器官。

這種細胞或器官的氧化，經常被比喻成「生鏽」。

當細胞或器官發生像金屬生鏽般的變化之後，因為無法充分發揮功能，就有可能引發癌症等疾病。現在的許多疾病都和活性氧有關。

比方說，如果活性氧傷害了基因，就可能致癌。若體內的脂肪和活性氧相互結合，形成過氧化物，就會促進老化，讓血管變得脆弱，也會出現斑點或皺紋。

人只要活著，就無法避免有活性氧產生。此外，食品添加劑和空氣汙染也會促使活性氧產生，壓力、激烈運動、過勞、抽菸、過度飲酒、飲食過量、發炎、感染等，都會形成活性氧。

特別是更年期，因為對壓力特別敏感，讓身體更容易氧化。

讓身體停止生鏽的「抗氧化物」

另一方面，我們的身體中也有幫活性氧解毒，也就是有「停止生鏽」效果的「抗氧化物」。

「SOD」（superoxide dismutase）這種酵素就是其一，製造這種酵素時所需要的成分就是鋅。

鋅是抑制身體氧化不可或缺的重要營養素。

但是，隨著年齡增加，人體內的鋅也會跟著減少。

而且，因為代謝酒精的酵素也需要使用鋅，大量飲酒後就容易缺乏鋅。此外，加工食品的食品添加物也會阻礙鋅的吸收。

經常飲酒或經常吃加工食品的人，很可能會陷入慢性的鋅不足。

在第一〇八頁已經列出了含鋅量豐富的食物，如貝類或蟹類。此外，雖然含量不像貝類或蟹類那麼多，但平常很容易取得的小魚乾、小沙丁魚乾、起司、蛋、芝麻或海苔也含有鋅。

在這些食物很難取得時，吃營養補充品也是方法之一。

有意識的多加攝取鋅，並知道哪些食物含有豐富的鋅，也是預防老化的必備知識。

飲食守則 15

一天要吃四種以上顏色的蔬菜

很多人都會擔心自己「蔬菜是不是吃得不夠」。這個時候，我建議可以用一個簡單的標準來測量，那就是「一天要吃四種以上顏色的蔬菜」。**不是用分量，而是用顏色做標準，來判斷蔬菜吃得夠不夠，這應該就變得簡單多了。**

能去除活性氧的抗氧化物，不僅只有體內製造的氧和蛋白質，還可以從食物中攝取。

比方說，蔬菜和水果中含量豐富的維生素A、維生素C、維生素E就擁有強大的抗氧化功能。

選擇蔬菜和水果時，請想著「紅、黃、橙、綠、紫、黑、白」七種顏色。這七種顏色的蔬菜和水果稱之為「彩虹食物」。

彩虹食物中各種不同顏色的蔬菜或水果，各自有其獨特的香氣和苦味。這種香氣和苦味正是來自有其特殊作用的化學物質「植化素」（phytochemical）。

蛋白質、脂肪、碳水化合物、維生素、礦物質被稱為五大營養素。除此之外，最近膳食纖維也被視為身體不可或缺的重要成分，稱之為「第六營養素」。

植化素就是「植物化學物質」的意思，跟在膳食纖維之後被稱為「第七營養素」。

植化素是**無法移動的植物為了保護自己，不被天敵或紫外線傷害所製造出來的成分。也能幫助人增進健康。**

植化素中，最為人所知的是β－胡蘿蔔素和紅酒中富含的多酚等。光是多酚的種類就有九百種以上，非常多樣。

重點是，各式各樣的抗氧化物要混合搭配後攝取。

各種抗氧化物的效果不同，不同種類的活性氧需要不同的抗氧化物。此外，各種抗氧化物可以組合在體內打造出抗氧化網絡，有保護身體的作用。

比方說，番茄雖然對健康有益，但若一味吃番茄，效果非常有限。正如前面所說，沒有一種食物可以「只要吃它就好」的。**一邊想著彩虹色，一邊攝取各種顏色的食物，結合多種抗氧化物的力量，彼此幫助，才可能發揮最大的效果。**

此外，在不同的季節選擇當季蔬菜也是很重要的關鍵。例如，冬天和夏天的番茄，雖然看起來一樣，但植化素和維生素等的營養價值完全不同。當然，夏天的番茄對增進健康有很好的效果。

此外，上了年紀之後，因體內的抗氧化物會減少，讓功能衰退，所以必須更積極地攝取可以從食物中獲取的抗氧化物。

那麼，實際上該吃哪些蔬菜？又該吃多少呢？正如剛剛所說的，要「一天四種顏色以上」。

人體應該攝取的蔬菜標準量是一天350公克以上，這個分量跟日本厚生勞動省所設定的標準一樣。

例如炒蔬菜，如果可以吃比餐廳一般的一人份再多一些，大概就是350公克。如果把它分成三餐來吃，應該可以吃完。

希望大家特別要記得吃富含具強大抗氧化作用β－胡蘿蔔素的胡蘿蔔和菠菜，還有含大量維生素C的青花菜和青椒等。

和青花菜同屬十字花科的高麗菜和蘿蔔嬰，它們也有強大的抗氧化效果。

此外，有獨特刺鼻味的洋蔥，也是具強大解毒效果的蔬菜。

維生素C是水溶性的，不適合加熱，建議大家生吃，不要燉煮或燒烤，這樣才可以有效率地攝取到。

此外，**維生素E和β－胡蘿蔔素則是脂溶性的，用油來料理配合攝取，比較能有效吸收。**

無論如何，我建議大家要吃各種不同種類的蔬菜。

如果能夠記得一天吃四至五種顏色的蔬菜，自然可以吸收到許多種類的抗氧化物，提高身體的抗氧化能力。

「吃不了這麼多」或覺得「煮菜太麻煩」的人，打成蔬果汁來喝也沒關係。

順帶一提，**水果雖然有它的好處，但現在為了使水果更加美味而進行了許多品種改良，讓高糖度的水果愈來愈多，不能不注意。糖度高表示含有許多醣**。為避免攝取過多醣，不建議日常吃大量的水果，偶爾品嚐一下倒是沒有關係。

大原則是，從蔬菜來攝取彩虹食物。

不同顏色的蔬菜在功能上有什麼差異？

以下是符合彩虹食物原則各種不同顏色的蔬菜，以及其所包含植化素的名稱和特徵。

紅

番茄、西瓜：含有「茄紅素」（lycopene），它的抗氧化功能是β－胡蘿蔔素的十倍，維生素E的一百倍。

辣椒：辣味成分「辣椒素」（capsaicin）有改善血液循環、提高代謝、促進體脂肪燃燒的效果。辣椒素的抗氧化能力比茄紅素還強。

黃

洋蔥：含有「類黃酮」（flavonoid），除了抗氧化功能，還可以促進維生素C的吸收和強化血管。

橙

南瓜、胡蘿蔔：含「β－胡蘿蔔素」、「α－胡蘿蔔素」、「玉米黃質」（cryptoxanthin），這些物質在體內會轉換成維生素A。除了具超強的抗氧化功能，也有保護皮膚或黏膜、預防癌症等作用。因為含有大量的醣，注意不要攝取過多。

綠

菠菜、小松菜、春菊：含葉黃素。葉黃素在植物行光合作用時，是相當重要的成分。除了抗氧化之外，還有讓血液恢復清澈及降低血中膽固醇的效果。

紫

茄子、紫高麗、紫色紫蘇：這些蔬菜中含有「花青素」（anthocyanin）。除了具有超強的抗氧化功能，也可以預防白內障。花青素不耐熱，最適合生食。

黑

馬鈴薯、地瓜、牛蒡：含「綠原酸」（chlorogenic acid），只要接觸空氣就會變成黑色，變色正是氧化的結果。除了抗氧化功能，也可促進脂肪燃燒。含大量醣，注意不要攝取過量。

白

大蒜、蔥：含辣味成分「二烯丙基二硫」（diallyl disulfide）。這種成分除了可以抗氧化，也可預防癌症，並促進體內有毒物質的排泄。

青花椰菜芽、青花菜、高麗菜、白蘿蔔：這些蔬菜中所含的辛辣成分「異硫氰酸鹽類化合物」（isothiocyanates），會在將食物磨成泥或切碎等，破壞細胞後產生。

除了抗氧化功能，還有讓血液更加清澈，以及殺死幽門螺旋桿菌的功能。

有毒金屬會讓身體氧化加速

一般人就算體內氧化不斷進行，自己應該也很難發現。

但是，如果在健康檢查時已被告知有動脈硬化，或有可能罹患心臟病、腦中風、動脈栓塞，甚至實際上已經罹患這些疾病的人，就必須抑制體內的氧化、改善動脈硬化。

因為活性氧會透過傷害細胞、讓細胞變質，使血管持續劣化，而讓人罹患這些疾病。

有毒金屬是造成體內氧化的重大原因，我希望大家一定要知道這一點。

水銀、鉛、砷、鎘等有毒金屬，即使進入人體的只有微量，仍會累積在體內，讓身體很容易氧化。

想知道體內有哪幾種有毒金屬，又累積了多少量？只要進行毛髮檢測就可以知道。

此外，動脈硬化的嚴重程度，可以從檢查血管硬化的程度獲知。

進入六十歲，開始在意老化，特別是血管劣化非常明顯的時候，不妨考慮一下是否要接受檢查，檢測累積在體內有毒金屬的含量。

飲食守則 16

調整決定壽命、思考和性格的「腸道」

為了健康長壽，很重要的一點是要打造良好的腸道環境。

細菌在腸道的分布，稱為腸道菌叢（intestinal flora）。flora有植物相的意思，因為超過一千種的細菌叢，就像植物一樣均勻地分布、生存在腸道內，所以才有了這個名字。

成年男子的腸道細菌約有1.5至2公斤。

腸道菌叢的細胞數則約有一百兆個以上，遠遠超過人體的細胞數（六十兆個）。

這腸道菌叢的平衡，除了會影響人類的疾病，也可能會影響嗜好、精神狀態，甚至是壽命。

腸道細菌大致上可以區分為「好菌」和「壞菌」。好菌的代表是雙叉桿菌（bifidobacterium）。大家都知道，靠著雙叉桿菌，可以讓排泄變順暢。

雙叉桿菌可以分解經由飲食攝取的寡醣，製造出乳酸和醋酸。這些酸可以排除壞菌，增加好菌的比例。好菌的比例一高，就能提升免疫力。

另一方面，壞菌除了會在腸道中引起腐敗，還會釋放毒素，形成致癌物質。壞菌的比例一旦增加，就會引發大腸癌等各式各樣的疾病。

六十歲之後，有沒有比年輕時更加有意識地整頓腸道環境，會對健康造成極大影響。

由於腸道細菌的數量會隨著年齡而改變，六十歲之後，雙叉桿菌的數量就會急速減少。

或許很多人會覺得「自己大便的臭味變得比以前更強了」。大便臭味之所以會隨著年紀而變強，很可能是因為好菌減少，壞菌增加的緣故。

如果排便不順暢，感覺有便祕，就是因為腸道腐敗和糞便囤積的緣故。

如果腸道內的有毒物質無法順利排出，就會釋放出毒素，糞便就會腐壞，這樣的腸道環境會成為各種疾病的溫床。

要打造不生病的腸道，只有兩個方法

那麼，該怎麼做才能增加好菌、保持腸道健康呢？

主要有兩種方式。

其中一種是透過飲食，吃讓好菌繁殖的食物，也就是「益菌生」（prebiotics）。

好菌可以以「寡醣」和膳食纖維做為餌食來繁殖，好菌就能因此增加。因此，如果能攝取富含寡醣與膳食纖維的蔬菜，就可以打造幫助好菌生存的腸道。

蘆筍、大蒜、牛蒡、洋蔥和大豆中，都含有許多寡醣。

prebiotics的pre就是「之前的」的意思。也就是說，想讓好菌可以順利在腸道內繁殖，就要在之前打造適合的環境。

此外，膳食纖維也有促進腸道蠕動，幫助排便順暢的功能。不會被消化的膳食纖維會在胃和腸吸收水分，讓糞便可以柔軟適中。糞便的體積增加了，也可以刺激腸壁，就能促進蠕動。

第二個方法是補充好菌，也就是益生菌（probiotics）。

「益生菌」這個名字來自於如果積極利用這類微生物，可以讓人維持健康的想法。因為，如果攝取帶有好菌的發酵食品，就可以把好菌送進腸道。

此外，也有所謂的「共生質」（synbiotics），一種混合益菌生和益生菌的營養補充品，可以讓益生菌的功效更加延長。

帶有好菌的食品，很多人都會想到優格。但事實上，日式飲食中也有許多可以維持良好腸道環境的食材。

如味噌、醬油、醃漬食品、納豆等發酵食品都是。

除了乳酸菌，這些發酵食品也有酵母、米麴菌等，守護腸內環境不可或缺的成分。

飲食守則 17

「超級食物」納豆，一天要吃一次以上

即使不在日本，納豆也一樣被稱為「超級食物」，它是可以增進健康的好食品，功效相當受到注目。下面讓我們來談談納豆的健康效果。

吃納豆的第一個好處是可以整腸。

納豆菌有超強的繁殖力，它可以抑制腸道壞菌繁殖，維持腸道菌叢平衡。

此外，微生物中生命力最強韌的就是納豆菌，它甚至可以抑制病原性大腸桿菌O－157的繁殖。因為納豆菌的繁殖力真的太強，所以需要在儲藏米麴的酒窖中進出的人，甚至被禁止吃納豆。

除此之外，納豆也含有可溶解血栓的酵素，這種酵素稱為「納豆激酶」（nattokinase）（16）。

後來的研究中也證實，如果給動物吃納豆激酶，可以增強「纖維蛋白溶解現象」（17）。換句話說，吃納豆可以讓血液恢復清澈，防止血管堵塞，預防心肌梗塞與腦中風再次發生。

還有就是，納豆菌也可以製造「維生素K」。維生素K以鈣或磷為原料，是打造骨骼時不可或缺的維生素之一。而且，維生素K也有預防動脈硬化和癌症等的效果。

當然，納豆是用黃豆發酵而成的，所以也可以攝取到大豆異黃酮。前面已略微提到，**異黃酮有些許女性荷爾蒙的功能，可以維持停經後女性的身體狀態。此外，對男性而言，也有預防前列腺癌的效果。**

近來，納豆中所含「精胺」（spermine）的效果受到眾人廣泛注目。亞精胺是「多胺」（polyamine）這種蛋白質的其中一種。**多胺可以促進細胞代謝、防止體內發炎，有減緩老化的作用**。

因此，大家愈來愈注意多胺和健康長壽之間的關係。

吃納豆也可以補充重要礦物質鎂。鎂可以舒緩肌肉，除了用來治療高血壓，對預防便祕或足部抽筋也很有效。

建議大家每天都要吃納豆，我自己一天會吃一到兩盒的納豆。

可以對身體帶來這麼多好處的納豆，不吃實在太可惜了。請大家一定要固定在冰箱儲放長壽必備食材——納豆。

飲食守則 18

每天都要吃一次的血液良藥——「青背魚」

之前的章節中有提到好的油脂與應該避免的油脂，並建議大家應該積極攝取含EPA和DHA等的魚油。

EPA和DHA是非常值得推薦的營養素，請大家一定要積極攝取。我想在這裡，再次針對堪稱「血液良藥」的青背魚功效進行說明。

在魚類的油脂中，含有非常豐富的EPA和DHA。

大家都知道吃魚有益健康，那麼具體來說，吃魚可以預防哪些疾病？

EPA和DHA是ω－3脂肪酸。

人們知道ω－3脂肪酸有預防心肌梗塞的效果是在一九六〇年代，距今只有五十年。

ω－3脂肪酸被注目，最早是從調查格陵蘭原住民因紐特人與丹麥人之間疾病種類差異的流行病學調查結果開始（18）。

那個時候，因紐特人主要是吃海豹的生肉，也就是說，他們大量攝取富含動物性脂肪的肉類。

但是，根據流行病學調查的結果，因紐特人罹患心肌梗塞和氣喘的機率遠低於丹麥人。

這在當時是一個謎。

而在調查堪稱因紐特人主食的海豹肉之後發現，海豹肉中含有大量來自海豹餌食沙丁魚和太平洋鯡身上富含的ω－3脂肪酸。

換言之，因紐特人從海豹肉上補充了ＥＰＡ等ω－３脂肪酸。

從這裡我們可以發現，ＥＰＡ具有預防心肌梗塞的功效，而這個發現也一直流傳到現在。

魚油可以守護心臟和大腦

ＥＰＡ是可以讓血液恢復清澈，不易形成血栓的一種脂肪酸。它可以減少中性脂肪，降低動脈硬化的機率。

另一方面，**ＤＨＡ是存在大腦和眼睛視網膜神經系統上的脂肪酸**。ＤＨＡ可以通過大腦的「血腦障壁」（blood-brain barrier）到達腦部，讓大腦的神經傳達更加順暢。

因此，**具有提高高齡者認知功能、預防憂鬱症等功效，相當受到注目**。

此外，根據近年的研究，這些ω－3脂肪酸也可以抑制發炎。

身體生鏽的「氧化現象」是老化現象之一。當氧化現象變嚴重時，就會引起發炎反應。健康狀況受損時，體內會經常出現發炎現象。胃炎、關節炎、神經炎等疾病名稱，都意味著體內正在發炎。

因為ω－3脂肪酸有抑制發炎的功效，如果能積極攝取，就可以預防各式各樣的疾病。

例如某篇論文的調查結果就顯示，服用ω－3脂肪酸營養補充品的實驗組，有四六〇一人的血液中，顯示是否有發炎反應的CRP數值非常低（19）。換句話說，攝取ω－3脂肪酸之後，出現發炎症狀的比例很低。

在其他研究中，也有將使用ω－3脂肪酸的約一萬六千人，和沒有使用的對照組進行比較，結果發現，**使用ω－3脂肪酸的實驗組因心臟疾病而死亡的比例，比沒有服用的對照組低12%，因心臟疾病而突然死亡的比例，比沒有服用的對照組低了14%，整體死亡率也比沒有服用的對照組低了8%**（20）。

罹患阿茲海默症的其中一個原因被認為是腦細胞發炎，ω－3脂肪酸有預防腦細胞病變的效果。

ω－3脂肪酸有可減輕憂鬱症患者症狀的功效，應該也是來自ω－3脂肪酸的抗發炎作用。

魚油也可以預防糖尿病

此外，DHA和EPA也可提高對胰島素的敏感度，降低罹患糖尿病的機率（21）。

檢測四十七位肥胖男性（平均年齡四十六．五歲）血液中的EPA與DHA濃度可以發現，EPA與DHA濃度較高的族群，胰島素的敏感度較高，且空腹時的胰島素濃度較低，血壓和發炎指標CRP也很低（22）。

胰島素可以把糖轉化成脂肪囤積起來。如果胰島素可以確實發揮作用，就不會分泌過剩，可以維持苗條的身形。

醫院也能開EPA和DHA處方

正如前面所說，可以抑制發炎、保護心臟和血管、維持大腦運作的ω－3脂肪酸，是對健康有很大效果的營養素。

因此，從幾年前開始，**日本就針對有血脂肪異常症狀的人，開立EPA和DHA處方**。

如果日常生活中是以日式飲食為主要飲食，餐桌上一週最少應該會出現兩至三次魚料理。但六十歲之後，應該要更加積極地吃魚。

魚的大小以一塊手掌為標準

為了能獲得EPA和DHA的功效，這兩種營養元素合計一天應該攝取一公克以上的分量。

魚油的健康效果在國際上也廣為人知，美國食品暨藥物管理局（FDA）便鼓勵一天最多可攝取到3公克的EPA和DHA。

鰤魚、秋刀魚、沙丁魚、刀魚、鮭魚、鱒魚中，都含有相當豐富的EPA和DHA。

除了EPA和DHA，鮭魚和鮭魚卵內也含有具超強抗氧化效果的蝦紅素（astaxanthin），是絕佳的抗老成分。

舉例說明，**若想攝取1公克的EPA和DHA，則不管是鰤魚、秋刀魚、沙**

丁魚或鮭魚，都必須吃到約30－40公克才行，大約就是切成手掌大小的魚。

需要注意的是，鮪魚等大型魚體內容易累積汞等有毒金屬，因此不太建議吃大型魚類。

日常飲食中，建議多選竹筴魚、魩仔魚、沙丁魚等，體積小且可以從頭到尾全部吃進去的魚。

若能整尾都吃，那麼小魚中的鈣質和鐵也能一併吸收進入身體。

飲食守則 19

維生素B和葉酸可以預防心肌梗塞

本書七十二頁中曾提過同半胱胺酸（homocysteine），我想更進一步對此進行解說。

同半胱胺酸是胺基酸的一種，也被稱為壞胺基酸，如果同半胱胺酸的數值上升，在健康上就會出現各種狀況。其中，最嚴重的包括動脈硬化、失智症，以及和眼睛相關的疾病。

在某個以日本人為對象的研究中發現，**一旦血液中同半胱胺酸的數值變高，動脈硬化的指數就會上升，也就是會出現血管硬化的現象**（23）。

此外，有日本研究者指出，同半胱胺酸值愈高，就愈容易出現冠狀動脈狹窄的現象（24）。

再者，根據調查，**同半胱胺酸值愈高，就愈容易罹患阿茲海默症**。二〇〇二年所發表的論文中，針對一〇九二名（平均年齡七十六歲）非失智症患者進行平均約八年的追蹤調查，結果發現一〇九二名中有一一一名被診斷為失智症，但這些人之中如果同半胱胺酸值高於14 μ mol/L ，罹患阿茲海默症的機率大約是兩倍（25）。

其他研究中也發現，針對不到七十五歲的人進行調查時，如果同半胱胺酸值超過15 μ mol/L ，屬眼科疾病的高齡黃斑部病變罹患率就會提高（26）。

因為同半胱胺酸數值上升而罹患心肌梗塞!?

正如前文提到的，一旦血液中同半胱胺酸的濃度上升，就會對血管和大腦造成嚴重傷害。雖然有些人可能不知道，但事實上，這種個案並不在少數。

比方說，我認識的一位四十歲左右男性，就因心肌梗塞而病倒。這位男性平常就非常注重健康，甚至可以挑戰全程馬拉松，當然，膽固醇也不高，看起來完全沒有任何健康上的問題。

四十歲就罹患心肌梗塞，對本人來說無疑是晴天霹靂。

因此，我檢查這位男性的血液，針對同半胱胺酸的數值進行檢測。結果發現，血液中的同半胱胺酸的數值是正常值的三倍。

在日本，檢測同半胱胺酸的數值屬健康保險不給付的自費診療項目，因此少有檢查的機會。再加上，即使是醫療從業人員也不那麼清楚同半胱胺酸值上升可能對身體造成的威脅。因此，類似這位男性的案例經常會被忽略。

造成同半胱胺酸值上升的原因，包括吃太多肉類，以及缺乏維生素B_6、B_{12}和葉酸。

約有兩成的日本人因為遺傳之故，同半胱胺酸值容易變高。因此，日本人必須進行同半胱胺酸值的檢測。

雖然大家對這個檢查還很陌生，但為求健康長壽，非常建議大家進行高半胱胺酸值的檢測。

攝取維生素B群可以降低同半胱胺酸

同半胱胺酸雖然會對心臟、大腦、血管造成重大不良影響，但只要多留意飲食，要讓數值降低並不難。

同半胱胺酸是從甲硫胺酸（methionine）這種胺基酸製造而成的。在一般的狀況下，身體為了不讓同半胱胺酸超過一定數值，會針對同半胱胺酸進行代謝，因此需要維生素B_6、B_{12}和葉酸。

如果平常有喝酒或抽菸的習慣，這些維生素就很容易被消耗掉，造成不足，結果讓同半胱胺酸的數值升高。

此外，隨著年齡增長的代謝變化，也是讓同半胱胺酸值升高的原因之一。

想控制同半胱胺酸濃度，平常就要攝取足夠的維生素B。

富含維生素B_6的食物包括大蒜、辣椒、酪梨、鮭魚、沙丁魚乾、柴魚、鮪魚、雞肝。

含有豐富維生素B_{12}的食物則是蜆、文蛤、牡蠣、秋刀魚、海苔、雞肝，因此素食者容易缺乏維生素B_{12}。

葉酸是因菠菜等葉菜類中的含量豐富，所以稱為葉酸，它也稱為「維生素M」或「維生素B_9」。除了埃及國王菜和青花菜等黃綠色蔬菜，毛豆中的含量也相當豐富。

維生素B群是提高代謝的點火器

我們來了解一下維生素B群的功能吧。

維生素B群是代謝能量必需的營養素。總是無法恢復疲勞或是在緊要時刻使不出力的人、皮膚粗糙或容易罹患口內炎的人，都可能有維生素B群不足的情況。

維生素B群包含維生素B_1（硫胺）、B_2（核黃素）、B_3（菸鹼酸）、B_5（泛酸）、B_6（吡哆醇）、B_{12}（甲鈷胺）、葉酸及生物素八種。

所謂B群有時也包含膽鹼、對胺基苯甲酸（PABA）、肌醇等在內，共十一種。

維生素B群是在細胞內將醣類、脂肪、蛋白質這「三大營養素」轉換為能量的必要輔酶。如果說三大營養素是石油，負擔點火器任務的就是維生素B群。

一旦維生素B群不足，不管攝取多少相當於石油的三大營養素，身體都無法製造能量。

因此，會出現無法恢復疲勞，以及因細胞修復功能衰退而造成的皮膚粗糙。

維生素B群在運作時會相互合作。因此，很重要的一點是，要均衡攝取含維生素B群的各種食物。

我建議大家要多多食用糙米、豆類、蛋、菠菜、高麗菜、洋蔥、海苔和肝。

因為腸內細菌也負擔有製造維生素B群的重要功能，所以一定要攝取可以讓腸道菌叢維持平衡的發酵食品。

若是補充營養補充品，建議選擇含「綜合維生素&礦物質」（multiple

vitamin & minerals）與「維生素B群」（vitamin B complex）等，含均衡維生素B群的產品。

維生素B群為水溶性，因此服用後數小時內就會隨尿液排出，可能的話建議一天分二至三次服用。

飲食守則 20

攝取可預防失智症的「健腦食物」

「萬一得了失智症該怎麼辦？」相信很多人都有這樣的不安。

失智症一開始都只是處在ＭＣＩ（輕度認知障礙）的狀態下，這是介於正常認知功能與輕度失智症之間的一種過渡階段，一旦進展到被確診為失智症後，以現在的醫療來說，就無法讓患者恢復正常。罹患失智症後就長期臥病在床的案例非常多，為了達到本書所強調的「健康長壽」，無論如何都要預防失智症。

所謂失智症，指的是記憶力、控制情感的能力以及認知功能等，都呈現不可逆的衰退現象。

失智症有幾種類型，包括阿茲海默症、血管性失智症、路易氏體失智症及額顳葉型失智症等。

目前，罹患率持續增加的就是眾所熟知的阿茲海默症。

會導致失智症的大腦變化，其進行的時間非常長。

以前，大約需要十年才會被診斷為失智症，但現在需要二十年以上的時間才會被診斷為失智症。

換句話說，**大腦的變化遠在罹患失智症之前就已經開始**。

因此，盡早開始努力預防是非常重要的。

導致罹患失智症的危險因子有哪些？

罹患失智症的原因很多，詳細說明如下：

①糖尿病

對現代人來說，最應該注意的就是糖尿病。失智症又稱「第三型糖尿病」，罹患的原因之一就是腦細胞的醣類代謝發生變化。

②動脈硬化

根據流行病學調查，若動脈硬化持續發展，就容易罹患血管性失智症。這是因為動脈硬化會造成血流過慢，腦細胞的代謝容易發生變化。

③發炎

傳染病或慢性發炎也是造成失智症的原因之一。

曾有在因失智症過世的患者腦部檢測出牙周病細菌的案例，這表示這種病原菌已廣泛分布到全身臟器。

④遺傳

從遺傳的因素來說，有「ApoE4」基因的人罹患失智症的機率較高。

只要耗費數千日圓檢查，就可以知道是不是有這種基因。如果想及早積極預防失智症，不妨透過檢查來確認。

⑤肥胖、運動不足

一整天都坐在電視機前的高齡者容易罹患失智症。

需要減少看電視的時間，到戶外活動身體，並重新檢視生活習慣。

⑥ 有毒金屬

汞、鉛、鎘、砷等有毒金屬，會阻礙腦細胞代謝，是罹患失智症的原因。最好可以避免暴露在這些有毒金屬下。

⑦ 頭部損傷

頭部外傷或因藥物、酒精造成腦細胞損傷，也是罹患失智症的原因之一。很多拳擊選手或橄欖球選手都罹患失智症，由此可知年輕時的傷害也會提高患病的機率。

⑧ 服用藥物

制酸劑和鎮靜劑等部分藥品，也被認為是罹患失智症的原因，長期服用的人需要特別注意。

面對無法治療的失智症，唯一對策就是「透過生活習慣來預防」

現代醫療無法根治失智症。我們能做的，除了養成可以避免罹患失智症的生活習慣，別無他法。

或許有人會懷疑「靠生活習慣就能預防失智症嗎？」事實上，**不管是美國或是英國，失智症的罹患率都有減少的傾向**，美國的失智症患者占所有人口的比例，從一九七〇年代開始，四十年來逐漸減少。

其中一個主要原因是，心血管疾病的預防醫療日益進步。換句話說，**改善飲食生活和運動等可維持血管健康的生活習慣，就可以降低失智症的罹患率**。

可降低阿茲海默症罹患率的「地中海料理」

飲食的部分建議以之前介紹的飲食習慣做為基礎。

若還要再加補充，經常被推薦為預防失智症飲食的地中海料理，也是很值得參考。

地中海料理的特徵是，大量使用橄欖油，並攝取豐富的魚貝類、蔬菜、水果和堅果。

曾經有過一項研究指出，較少吃地中海料理的族群罹患阿茲海默症的機率是56％，相對於此，經常吃地中海料理的族群，罹患阿茲海默症的機率是較低的35％（27）。

除此之外，也建議大家多吃「健腦食物」（brain food）。顧名思義，指的就是可以成為大腦養分、維持大腦運作，並預防失智症的食物。以下就詳細為大家介紹。

健腦食物　推薦①　蛋黃、大豆

含有大量「卵磷脂」的蛋黃和大豆食品（豆腐、納豆），有提升記憶力和改善認知功能的效果。

健腦食物　推薦②　綠茶

綠茶對大腦也有很好的效果。綠茶中含有咖啡因，具有可以增加能集中專注力的多巴胺及去甲基腎上腺素等功效，對腦細胞是不可或缺的。

此外，綠茶中也含有「茶胺酸」，其重要功效之一是能增加具鎮定作用的胺基酸「GABA」。

根據日本東北大學發表的論文，大量飲用綠茶的人罹患失智症的機率有降低的趨勢（28）。這個研究是以一萬三千名六十五歲以上的男女為對象，調查綠茶攝取量與失智症罹患率的關係。調查期間從二〇〇七年到二〇一二年。在這段期間，研究對象中有8.7％被確診為失智症。

調查綠茶攝取量和失智症罹患率的關係可以發現，相較於一天連一杯綠茶都不喝的族群，一天喝三到四杯綠茶的族群罹患率低了16％，喝五杯以上的族群罹患率低了24％。

因為紅茶和烏龍茶並沒有相同的效果，由此可知這種效果來自綠茶中含量相當豐富的多酚之一「表沒食子兒茶素沒食子酸酯」（epigallocatechin gallate, EGCG）。

健腦食物　推薦③　巧克力

在日本蒲郡市進行的一項研究中，讓三百四十七名四十五至六十九歲的男女，在四週期間攝取可可亞濃度達72％的巧克力25公克，並檢測其血液指標的變化（29）。

結果發現，**可讓腦神經細胞增生的血液中成分「brain-derived neurotrophic factor, BDNF」（腦源性神經營養因子）明顯增加**。

BDNF會隨著年齡的增加而減少，若含量太少容易罹患憂鬱症，或是造成認知能力衰退。

但吃巧克力，BDNF就會增加，由此可知**巧克力有預防憂鬱症或失智症的效果**。

要注意的是，研究中使用的是可可濃度70%以上的巧克力，若想預防失智症，購買的時候要確認可可含量。最近，以高濃度可可為特色的商品變多了，尋找的時候應該不會太麻煩。

不過，根據日本國民生活中心的資料，大量攝取可可濃度高的巧克力，反而有可能會危害健康。總之，凡事過猶不及。當然，吃太多甜巧克力，就會攝取過多的醣，如果因為認為有益健康而過度攝取，那就本末倒置了。

此外，還有一點需要注意的是，許多巧克力都使用了「植物油」。在本書一五七頁便已提到，植物油中含有一旦濃度過高便會引起體內發炎或血管損傷的

「反式脂肪」。請仔細確認食品標示的成分表，選擇沒有使用植物油的種類。

如同之前的說明，不管是醣或反式脂肪都會傷害血管，提高罹患失智症的機率。**若想預防失智症，「少量攝取偏苦的巧克力」才是正確的方法**。

健腦食物　推薦④ 魚

在前文已經多次提到的EPA和DHA，可以防止大腦發炎，改善大腦功能。報告指出，**一週最少吃一次魚的人，罹患阿茲海默症的機率較低**（30）。這個研究調查了兩百八十六人的腦細胞，在一週吃超過一次魚等海鮮的人大腦中，發現被認為是阿茲海默症的細胞病變的比例非常低。

而在有容易罹患阿茲海默症「ApoE4」基因的人身上，也發現了相同的傾向。

如果一週只吃一次也能預防腦細胞病變，那實在應該積極多吃魚。

第 4 章

真假飲食常識

大家採行的健康飲食「常識」中，
有許多不正確的內容。
本章將針對其中幾點，
告訴大家醫學上正確的「常識」。

問題

Q1 「因為膽固醇高，所以要少吃蛋」是真的嗎？

答案

A1 沒有資料顯示吃蛋會造成膽固醇上升。

有不少人因為在健康檢查時被告知膽固醇太高，開始減少吃蛋。

但是，吃蛋會讓膽固醇上升的這個說法，只是一種在科學上毫無根據的民間謠傳。

的確，一顆蛋中含有約兩百毫克的膽固醇。但事實上，食物中的膽固醇並不是讓血液中的膽固醇上升的真凶，真正的犯人是反式脂肪等成分。

沒有資料顯示，人體血液中的膽固醇是因為雞蛋而上升。

蛋是蛋白質的來源，是非常重要的食材，此外它也富含大量維持健康不可或缺的營養素。

我甚至想稱蛋為「超級完全健康食物」。

首先，蛋有相當均衡的打造肌肉、骨骼、血液等身體根本的必需胺基酸。必需胺基酸指的是形成蛋白質的二十種胺基酸中，人體內無法自行製造的九種。不管缺少哪一種，都無法製造肌肉和血液，所以必須好好地從食物中攝取。就這一點來說，蛋是非常優質的胺基酸。

其次，**蛋也含有非常豐富的維生素和礦物質**。但很意外，這一點很多人都不知道。

蛋含有維生素A、B_2、B_5、B_{12}、葉酸、磷、硒等，調整身體狀況必備的營養素。近年來，嚴格要求雞飼料品質的雞蛋業者愈來愈多，這種業者生產的雞蛋也會含有維生素D和魚油中的EPA及DHA。

雞蛋也是很容易產生飽足感的食物。有研究報告指出，**如果早上有吃雞蛋，午餐攝取的熱量自然就會減少，一天所攝取的總熱量也會跟著減少**（31）。

雞蛋的料理方式很多，包括水煮蛋、荷包蛋、炒蛋等，但最不會減少營養素的吃法就是蛋黃滑稠的半熟蛋，又稱溫泉蛋。我要提醒大家，炒蛋容易讓蛋黃氧化，很可能會破壞營養素。

無論如何，請大家一天吃一顆蛋。蛋是非常有益健康的食物，請不要受謠傳影響，盡量多吃一些。

問題 Q2

「油炸食物對身體有害」是真的嗎？

答案 A2

「燒焦的部分」會加速老化和疾病的發作。

加快老化速度的原因之一，就是「糖化」。糖和蛋白質這種自然的化合物，只要加上熱和乾燥兩個條件，製造糖化物質的速度就會變快。

這種糖化現象也同樣會發生在人體內。診斷糖尿病的指標糖化血色素A1c中，就能顯示已發生糖化現象的血紅素的占比（參照七〇頁）。

食物發生糖化現象之後，最終產物就是AGEs（Advanced Glycation End Products，糖化終產物）。糖化現象具體的實例，大家可以想像一下就如同燒焦一樣變成褐色或黃色的梅納反應（Maillard Reaction），很容易就可以理解。

比方說，美式鬆餅是以麵粉和砂糖等醣類，與雞蛋和牛乳等蛋白質為材料加熱，發生梅納反應的食物，當然含有大量AGEs。

除了魚類或肉類焦脆或燒黑的部分，仙貝和焦糖等食品的製造過程中，也會出現梅納反應，當然也會產生AGEs。食品中的AGEs有7%都會被人體吸收。

AGEs的壞處是，它無法充分分解或排出，會堆積在體內。**進入體內的AGEs會對細胞產生作用，引起發炎，成為罹患心血管疾病或癌症等各種疾病的原因。**

這些疾病多發生在糖尿病患者身上，就是因為AGEs的作用。

若不想讓體內的AGEs增加，大致有兩個方法。

第一，空腹時請將血糖值維持在100mg/dl。如同前面所說，最好可以減少吃米飯或甜食等容易讓血糖升高的醣類。

第二，不要吃太多烤肉或速食等，含有大量AGEs的食物。**AGEs會因為料理的溫度而增加。用油高溫加熱的油炸食品和快炒料理，AGEs都會變高。**炸雞塊、油炸食物、洋芋片、炸薯條等，都含有大量AGEs。

油炸食物還會產生容易對人體造成嚴重傷害的過氧化物（過度氧化的油脂），最好盡量少吃。

此外，**燉煮或蒸的食物AGEs值較低，生食中則幾乎沒有AGEs。**

基於這些原則，為了健康長壽，在烹調方式上，與其採用「油炸、燒烤」，倒不如選擇「燙、煮、蒸」。

與其吃烤魚，不如吃煮魚或生魚片，與其吃牛排，不如吃涮涮鍋，以減少進入體內的AGEs。

問題 Q3

「啤酒會讓尿酸值上升」是真的嗎？

答案 A3

「尿酸」並不是壞東西。

聽到「尿酸」，大家會想到什麼？

「像膽固醇一樣，會因為生活習慣病而增加，不是太好的東西。」

「是麻煩的東西，會導致痛風。」

一般來說，大家對尿酸的印象大致都是這樣吧。

但是，我們必須記得，尿酸是為了透過抗氧化作用來保護身體，而不得不將濃度提高。

尿酸值之所以會被視為問題，是因為一旦尿酸值升高後，尿酸會形成如針一般的結晶，傷害血管和關節，引起局部發炎，也就是痛風。此外，尿酸也是引發腎臟功能障礙的原因。

若要預防痛風，該將血液中的尿酸值控制在什麼程度呢？

根據針對血液中尿酸值與痛風發作比例所做的研究，尿酸高也未必會引起痛風。一般來說，只要控制在7.0mg/dl以下就是安全的。

尿酸的原料是嘌呤體。

嘌呤體是含嘌呤這種化學構造的物質的總稱。基因中的DNA和做為細胞能量來源的ATP中就含有嘌呤。

因此，肉類和魚卵等單位重量有較多細胞數的食物，就會含有大量嘌呤體。

在酒類中，因為啤酒含有較多嘌呤體，所以在日本也會販售強調不含嘌呤體的啤酒。

但是，一般啤酒所含有的嘌呤體分量為3－17mg/dl。只要不要喝太多，就不必過度在意。

事實上，血液中的尿酸有80％都是體內新陳代謝所製造的，來自食物的尿酸只有20％。

相較於歐美人士，亞洲黃種人透過飲食所攝取的嘌呤體較容易讓尿酸值上升，所以，建議大家不要過量攝取肉類等含豐富嘌呤體的食物。

綜合上述，**啤酒是尿酸增加的原因這個說法稍嫌草率**。

不過，喝酒之後，尿酸值的確會暫時升高。這是因為酒精在體內分解時所產生的乙醛（acetaldehyde）會讓腎臟排泄出來的尿酸減少。

所以我們還是可以說，大量飲酒會增加尿酸，不只是啤酒，其他酒也不要喝太多。

問題 Q4

「一週只要讓肝臟休息一天」就可以了嗎？

答案 A4

比起一週讓肝臟休息一天，倒不如先確認「體質」。

喜歡喝酒的人應該會想知道到底一週需要幾天「肝臟休息日」。事實上，關於酒精的攝取，「乙醛的分解能力」比有多少「肝臟休息日」更重要。

酒精在體內被代謝之後，會形成乙醛這種有毒物質。乙醛會直接對基因產生作用，提高罹癌的機會。其次，乙醛會增加相當於細胞內鏽垢的活性氧，引起發炎反應。此外，它也會減少細胞中的維生素B和葉酸。

在美國，因為乙醛而罹患的癌症目前相當受到注目。以男性來說，十件癌症病例中有一件，以女性來說，三十件癌症病例中有一件，是因為飲酒造成的。

因為飲酒而在體內形成的乙醛，需要酵素來分解，但有沒有製造酵素的基因則因人而異。

製造「ALDH2」這種乙醛分解酵素的基因有GG型、AG型、AA型三種。GG型可以有效分解乙醛，AG型的分解速度非常慢，AA型則幾乎沒有分解能力。

AA型的人完全不能喝酒，GG型的人則是「酒國英豪」，酒量非常好。而位於中間的AG型的人，就算只喝一杯啤酒也會滿臉通紅，但如果常喝，「酒量」也是可以增加到某種程度。

因為AA型的人無法喝酒，所以不會有因攝取酒精而引發的危險。酒國英豪GG型的人，因為分解乙醛的能力很好，比起罹患癌症，更需要留意酒精中毒的危險，一週最好可以安排一天「肝臟休息日」。

但事實上，比GG型更需要注意的是AG型。

根據資料，AG型的人食道和咽頭的罹癌率最高（32）。這是因為從酒精中製造的乙醛，留在AG型人體內的時間比GG型人還長，所以罹癌率也會升高。

AG型的人容易因為酒精而受到損傷，盡可能不要喝酒才是明智之舉。若一定要喝，建議控制在一天180ml。若喝的分量多到會讓人宿醉，一定會對身體造成傷害。

從喝酒時的狀態就可推測出自己的ALDH2基因類型。如果只喝一杯啤酒就面紅耳赤，那應該就是AG型。

若想知道自己的正確結果，只要進行血液檢查就能知道，建議大家到醫院接受檢測。

結語

感謝各位讀完這本書。

大家都知道，吃進去的東西會影響健康狀態，就一如「醫食同源」、「以食養生」這兩個字詞所表達的。

但是，在忙碌的生活中，要仔細張羅食物並不是件容易的事。

這個時候，透過血液檢查客觀了解自己的營養狀態是非常有意義的，因為它可以某種程度地說明我們的日常生活。

很多人可能不知道透過血液檢查可以了解什麼。但正如「血液檢查不會說謊」這句話所說，我們可以非常清楚地明白生活中營養的過與不及。

但前提是，必須是「從營養醫學的角度所做的血液檢查」。

我從醫學系畢業後，經歷實習階段，約有十年的時間都一直從事急救醫療。我工作的地方就是急診中心。腦梗塞、心肌梗塞、重度燙傷、外傷患者等，送到我們這裡的全都是極可能在二十四小時之內死亡的人。

看到這麼多去世的人，以及因為後遺症而長期臥床不起的人，我發現即使是西方醫學最擅長的急救領域，也有它的極限。

在這樣的工作場域中，我想追求的是可以不生病的醫療與積極的預防醫學。

或許是因為我在哈佛大學的研究機構是專攻外科代謝營養學的單位，打下了一些基礎，我找到的醫療方法，就是現正執業的營養醫學的世界。

自從我在二〇〇二年開設了以螯合治療（chelation Therapy）和營養療法為主的診所，很快的已經過了十六年。

離開哈佛大學時，恩師威爾默教授送了我一句話：

「幾乎所有疾病都是因為營養代謝失調而引起。營養醫學是將人視為整體來思考的重要醫學，追求這條道路吧。」

當時我還很年輕，不是十分理解這句話的意義，但經過了二十多年之後，我終於理解了這句話真正的涵義。

食物是健康的基礎。但是，現代社會已經慢慢失去優質的食物。結果，現在想從食物來均衡攝取所有營養素變得非常困難。

因此，不能隨意，而是要很有意識地挑選食物，並選擇更適合的飲食方式。

此外，攝取營養補充品也非常有幫助。不過，顧名思義，這只是補充，是附加的，重點還是在食物本身。

參考本書所傳遞的資訊，重新檢視日常生活中的飲食，是打造健康未來的基礎。

在這個過程中，如果本書能略盡棉薄之力，對我這個自稱專攻「健康長壽」的醫師來說，將是無上的喜悅。

滿尾正

二〇一八年三月

參考文獻

p76

1. Tonelli, M. et al. Relation between serum phosphate level and cardiovascular event rate in people with coronary disease. Circulation 112, 2627-2633 (2005).

p109

2. Finch and Mos, in Biological Markers of Aging. 30-41, 1982.
3. Ohlsson, C. et al. Low serum levels of dehydroepiandrosterone sulfate predict all-cause and cardiovascular mortality in elderly Swedish men. J. Clin. Endocrinol. Metab. 95, 4406-4414 (2010) .

p110

4. Tivesten, A. et al. Dehydroepiandrosterone and its sulfate predict the 5-year risk of coronary heart disease events in elderly men. Journal of the American College of Cardiology 64, 1801-1810 (2014).
5. Enomoto, M. et al. Serum dehydroepiandrosterone sulfate levels predict longevity in men: 27-year follow-up study in a community-based cohort (Tanushimaru study). J Am Geriatr Soc 56, 994-998 (2008).
6. Stomati, M. et al. Six-month oral dehydroepiandrosterone supplementation in early and late postmenopause. Gynecol. Endocrinol. 14, 342-363 (2000).
7. Tivesten, A. et al. Dehydroepiandrosterone and its sulfate predict the 5-year risk of coronary heart disease events in elderly men. Journal of the American College of Cardiology 64, 1801-1810 (2014).

p111

8. Zhang, N. et al. DHEA prevents bone loss by suppressing the expansion of CD4(+) T cells and TNFa production in the OVX-mouse model for postmenopausal osteoporosis. Biosci Trends 10, 277-287(2016).

9. Mühlen, von, D., Laughlin, G. A., Kritz-Silverstein, D., Bergstrom, J. &Bettencourt, R. Effect of dehydroepiandrosterone supplementation on bone mineral density, bone markers, and body composition in older adults: the DAWN trial. Osteoporos Int 19, 699-707 (2008).
10. Kenny, A. M. et al. Dehydroepiandrosterone combined with exercise improves muscle strength and physical function in frail older women. J Am Geriatr Soc 58, 1707-1714 (2010).

p131

11. Holick, M. F. Vitamin D deficiency. The New England journal of medicine 357, 266-281 (2007).

p149

12. Fernando, W.M.A.D.B.et al. The role of dietary coconut for the prevention and treatment of Alzheimer's disease: potential mechanisms of action. Br. J. Nutr. 114, 1-14 (2015).

p150

13. Sheela, D.L.et al. Coconut phytocompounds inhibits polyol pathway enzymes: Implication in prevention of microvascular diabetic complications. Prostaglandins Leukot. Essent. Fatty Acids 127, 20-24 (2017).
14. Nurul-Iman, B.S., Kamisah, Y., Jaarin, K. &Qodriyah, H.M.S.Virgin coconut oil prevents blood pressure elevation and improves endothelial functions in rats fed with repeatedly heated palm oil. Evid Based Complement Alternat Med 2013, 629329-7 (2013).
15. Cardoso, D.A., Moreira, A.S.B., de Oliveira, G. M. M., et al. A coconut extra virgin oil-rich diet increases HDL cholesterol and decreases waist circumference and body mass in coronary artery disease patients. Nutr Hosp 32, 2144-2152 (2015).

p181

16. SUMI, H., Hamada, H., Tsushima, H., et al. A novel fibrinolytic enzyme (nattokinase) in the vegetable cheese Natto; a typical and popular soybean food in the Japanese diet. Experientia 43, 1110-1111 (1987).
17. SUMI, H., Hamada, H., Nakanishi, et al. Enhancement of the fibrinolytic activity in plasma by oral administration of nattokinase. Acta Haematol. 84, 139-143 (1990).

p184

18. Dyerberg, J., Bang, H. O., Stoffersen, E., et al. Eicosapentaenoic acid and prevention of thrombosis and atherosclerosis? The Lancet 2, 117-119 (1978).

p187

19. Skulas-Ray, A. C. Omega-3 fatty acids and inflammation: a perspective on the challenges of evaluating efficacy in clinical research. Prostaglandins Other Lipid Mediat. 116-117, 104-111 (2015).
20. Wen, Y. T., Dai, J. H. & Gao, Q. Effects of Omega-3 fatty acid on major cardiovascular events and mortality in patients with coronary heart disease: a meta-analysis of randomized controlled trials. Nutr Metab Cardiovasc Dis 24, 470-475 (2014).

p189

21. Gao, H., Geng, T., Huang, T.& Zhao, Q. Fish oil supplementation and insulin: a systematic review and meta-analysis. Lipids Health Dis 16, 131 (2017).

22. Albert, B. B. et al. Higher omega-3 index is associated with increased insulin sensitivity and more favourable metabolic profile in middle-aged overweight men. Sci Rep 4, 6697 (2014).

p193

23. Mantjoro, E. M. et al. Positive Association of Plasma Homocysteine Levels with Cardio-Ankle Vascular Index in a Prospective Study of Japanese Men from the General Population. J. Atheroscler. Thromb. 23, 681-691 (2016).

p194

24. Kobori, Y. et al. Influence of serum homocysteine level on coronary atherosclerosis in Japanese. J Cardiol 43, 223-229 (2004).

25. Seshadri, S. et al. Plasma homocysteine as a risk factor for dementia and Alzheimer's disease. The New England journal of medicine 346, 476-483 (2002).

26. Rochtchina, E., Wang, J. J., Flood, V. M. & Mitchell, P. Elevated serum homocysteine, low serum vitamin B12, folate, and age-related macular degeneration: the Blue Mountains Eye Study. Am. J. Ophthalmol. 143, 334-346 (2007).

p208

27. Scarmeas, N. et al. Mediterranean diet and mild cognitive impairment. Arch. Neurol. 66, 216-225 (2009).

p210

28. Kuriyama, S et al. Green tea consumption and cognitive function: a cross-sectional study from the Tsurugaya Project 1. Am J Clin Nutr 83, 355-361 (2006).
29. 「チョコレート摂取による健康効果に関する実証研究」愛知学院大学、株式会社明治
（http://www.meiji.co.jp/chocohealthlife/news/research_final.html）

p212

30. Huang, T. L. et al. Benefits of fatty fish on dementia risk are stronger for those without APOE epsilon4. Neurology 65, 1409-1414 (2005).

p216

31. Fallaize, R., Wilson, L., Gray, J., Morgan, L. M. & Griffin, B. A. Variation in the effects of three different breakfast meals on subjective satiety and subsequent intake of energy at lunch and evening meal. Eur J Nutr 52, 1353-1359 (2013).

p225

32. Cui, R. et al. Functional variants in ADH1B and ALDH2 coupled with alcohol and smoking synergistically enhance esophageal cancer risk. Gastroenterology 137, 1768-1775 (2009).

60 歲後你該知道的營養學

世界の最新医学が証明した 長生きする食事

（初版書名：爸媽老了該怎麼吃？）

作　　者　滿尾 正
譯　　者　吳怡文
封面設計　萬勝安
責任編輯　張海靜、劉素芬
行銷業務　王綬晨、邱紹溢、劉文雅
行銷企畫　黃羿潔
副總編輯　張海靜
總 編 輯　王思迅
發 行 人　蘇拾平
出　　版　如果出版
發　　行　大雁出版基地
地址　新北市新店區北新路三段 207-3 號 5 樓
電話　(02)8913-1005
傳真　(02)8913-1056
讀者傳真服務　(02)8913-1056
讀者服務信箱 E-mail　andbooks@andbooks.com.tw
劃撥帳號　19983379
戶名　大雁文化事業股份有限公司
出版日期　2024 年 6 月 二版
定價　350 元
ISBN　978-626-7334-91-1

歡迎光臨大雁出版基地官網
www.andbooks.com.tw
訂閱電子報並填寫回函卡

國家圖書館出版品預行編目(CIP)資料

60歲後你該知道的營養學：增肌減齡,一輩子都能健康快樂的黃金飲食守則/滿尾正著；吳怡文譯. -- 二版. -- 新北市：如果出版：大雁出版基地發行, 2024.06
面；　公分
譯自：世界の最新　　が証明した 長生きする食事
ISBN 978-626-7334-91-1(平裝)
1.CST: 健康飲食 2.CST: 中老年人保健
411.3　　113006334